大展好書　好書大展
品嘗好書　冠群可期

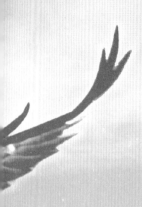

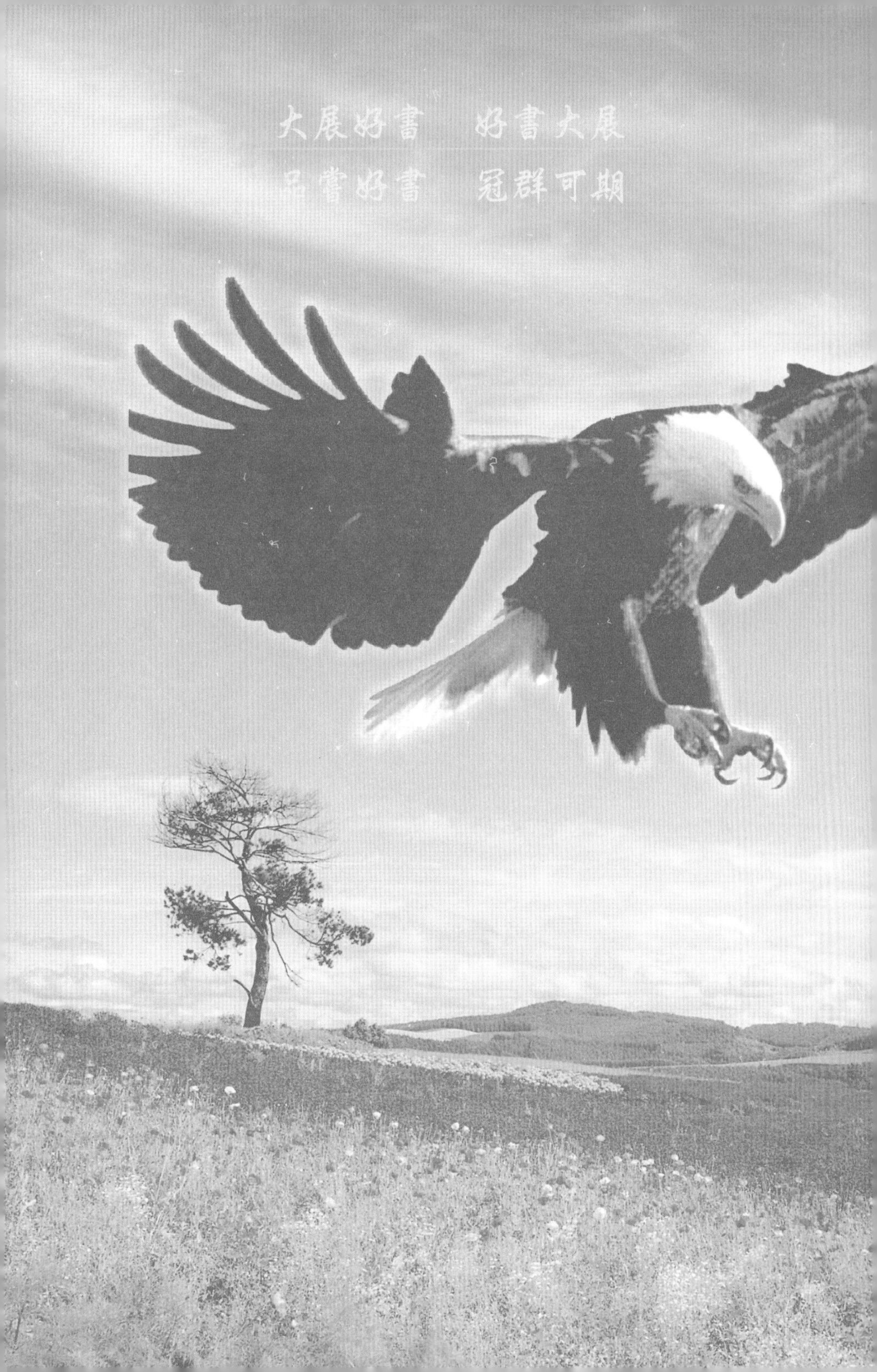
大展好書　好書大展
品嘗好書　冠群可期

壽世養生 ㉖

動、靜功養生術

林清萬 主編

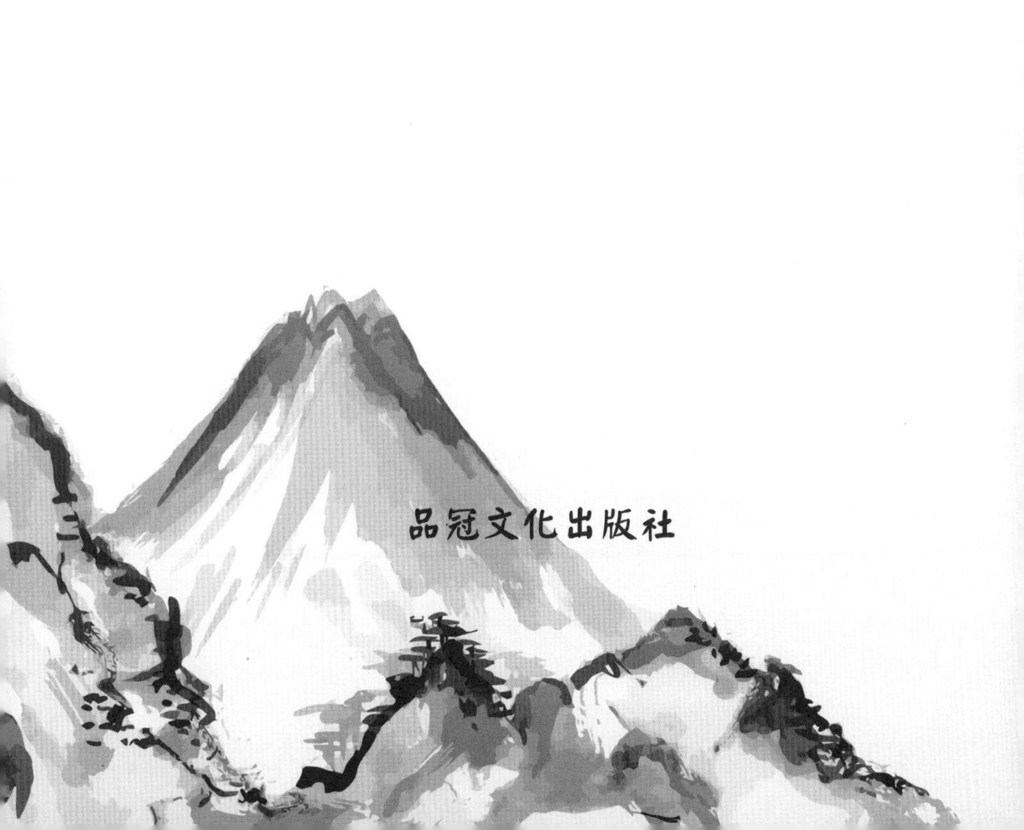

品冠文化出版社

序　言

自古以來的健康法，具有三千多年以上的悠久歷史，堪稱中國醫學的一個寶貴遺產。

它所涵蓋的內容相當豐富，雖然後世分為許多的流派，但全部是根據自古而來的實踐取實，功效明確，對人體的健康，生命的長壽，甚至對於人生的幸福，均具有非常大的貢獻。

其中的某些秘方，由於神秘色彩濃厚，鮮為人知，以致漸趨失傳，實在令人深覺痛惜。

本書編纂的目的，就是把這些珍貴卻幾近失傳的健康法介紹給讀者，讓大家在日常生活中善加活用，對個人健康、家庭幸福有所俾益。所介紹的各種健康法，都是選擇比較容易理解，一學就會又方便練習，同時藥效超群的各種藥方為主。

為方便起見，本書分為「動功」「靜功」「健身按摩」「飲食療法」「藥餌療法」等五章來做說明。對於學術性的論說體系不多做陳述，也不深究理論性的根據，把重點放在實用、實踐的方法上。

話雖如此，這些健康法的根本，都具有中國醫學的共通理論，在文中可經常見到這方面的專門用語。

中國醫學和西洋人論說根據的血管、神經系統不同的是，它認為人體有縱橫交錯的十二條「經脈」。讀者可以用網狀地下鐵來想像這些經脈，每個地下鐵的車站，就如同是經脈中的穴道。那麼，在地下鐵上運行的電車代表的是什麼呢？就是本書上經常提及的「氣」。

根據中國醫學的學說，「氣」可分為「外氣」與「內氣」。外氣指大自然的空氣，內氣是存在於人體內的一種特殊物質。氣的實體在現代的解剖學上，還沒有明確的理論根據，但至少可以確認它確實是存在於人體內部。

中國醫學上有一句諺語：「痛則不通，不痛則通。」

換言之，人體內的氣若是受到阻礙，不能順行暢通就容易生病；若內氣充沛，循環無礙，就精神飽滿，身體健康。

那麼，這個「氣」是順著「經脈」運轉，或者聚集在穴道上，所憑藉的是什麼呢?它所必須憑藉的是「意」。

「意」指的是一種精神集中力、注意力等主觀的意志能力，是藉著集中精神把「氣」運送到「穴道」，經由強烈地想像其循環狀況而把「氣」輸送到全身。

如果能夠先把握以上的基本概念，再仔細閱讀本書，比較容易理解。對於人體各部的「經脈」與「穴道」，本書附有圖示，請隨時參考運用。

總而言之，在活用本書介紹的健康法之際，最重要的是必須先充分掌握該要領。請不要過分期待它的特效性，千萬不可操之過急，過於強求。過度的集中精力與緊張會招致反效果，應該經常在放鬆、自然的狀態下適度地進行。千萬不要虎頭蛇尾，只要有耐性地長期做下去，一定會對健康帶來助益。

目錄

第三章 健身按摩……一三五

第一章

動功養生術

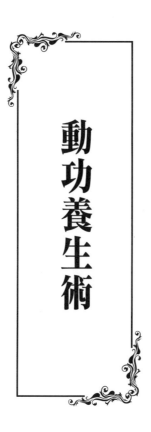

動功，為養生術語，即俗稱的導引。泛指借助於四肢和軀體的有節律動作或是擊打特定穴位和部位，而實現氣功態的練功方法。

所謂「動功」是指「動式氣功」，也就是「氣功」在練習方法上所分類出的一種。它以調整「內氣」為目的，運用手足與身體的舞動來調和「內氣」的一種傳統式練習法。

「內氣」指人體內在的能量成分總稱。內氣包括「腎氣」、「元氣」、「中氣」、「正氣」等。

一、只擺動雙手卻效果超群——甩手功

「甩手功」是目前廣泛流行的鍛鍊法之一。它有許多種鍛鍊方式，雖然每一種形式都非常簡單，但在鍛鍊身體上卻有顯著的功效。

練習甩手功的好處是不需要太大的空間及配備，而且動作非常簡單，也不會太費力，隨時隨地都可以進行，這對於工作繁忙的上班族來說非常適合。這項運

動會使整個身體被牽動起來，因此能夠促進身體的血液循環。

尤其對於風濕性心臟病、失眠症、神經衰弱等具有神奇的效果，患有這些病症的人請務必試試看。

甩手功的作法

①微屈膝蓋，以不超出腳尖的程度屈腳站立，兩腳打開與肩膀同寬，雙腳掌成八字形，腳尖牢牢地抓住地面。把重心全部放在下半身，凝視正前方，然後視線慢慢地縮回在眼前三十公分處，再輕輕地閉上眼睛。把精神集中在「丹田」（下腹部，肚臍的下方，不是穴道，是人體的重要部位）上，保持這樣的姿態站立一會兒，自然地緩慢呼吸（圖1）。

②接著，同時前後地甩動雙手臂。要領是輕握拳頭，兩手腕下垂，稍微用點力把雙手臂往後甩，再自然地擺動到前方，當雙手臂擺動回到前方的過程中，千萬不要施力氣。

換言之，這個甩動的重點是：用點力把手臂甩向後方，但擺動到前方時卻不能用力。這時候一定要依照①的說明，除去上半身的力量，把全部重心放在下半身（圖2、3）。

運動所需時間

如果把一天二十四小時畫分為三百六十個刻度，一刻度大約等於四分鐘。

剛開始做這個運動時，只要四度（十六分鐘）就足夠了。然後慢慢地增加運動的時間，以一年後能做到十六度（六十四分鐘，大約一小時）為目標。但是，到達這個程度後，沒有必要再增加時間。

一般只要做到八～十二度（約三

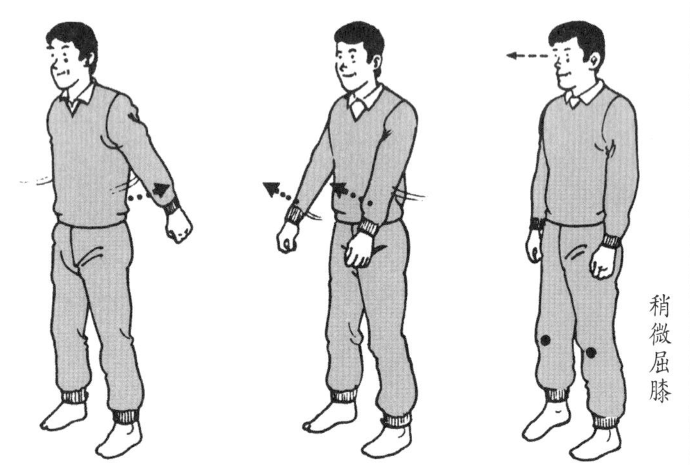

圖3 圖2 圖1

十～五十分鐘），就會顯現出效果。

二、刺激經脈能解除便秘

便祕是一種症狀，對不同的人有不同的意義，通常是指排便次數少；但也可以是糞便的容量重量減少；或是排便需要很用力等。

便秘的治療法有許多種，諸位知道中國古老的解除便秘方法是什麼嗎？好幾天不通暢，毫無食慾……有這些煩惱的人，教您這個一通便樂的「秘方」，請務必試試看。

便秘解除法（圖4）

①雙手臂橫舉成水平狀，拇指在外輕握拳頭。
②伸出雙手中的食指。
③把食食指縮回，再成握拳狀。

④伸張再縮回算是一次，反覆做這個動作一百次。

這個方法是刺激「經脈」，以達到一定的效果，不需要藉助任何藥物，所以，不必擔心會有副作用產生。而且操作非常簡單，隨時隨地都可以練習，非常方便。

同時，運用食指以外的手指做同樣的運動，對下類的病症具有效果。

拇指……治肺病、支氣管炎等。

中指……治憂鬱症、心神不寧等。

無名指……治浮腫、頻尿、排尿困難。

小指……治悸動、心絞痛、失眠症、消化不良、十二指腸潰瘍。

這個刺激經脈的健康法，除用手指之外，也不妨用腳趾進行，可以治療下列的各種症狀（圖5）。

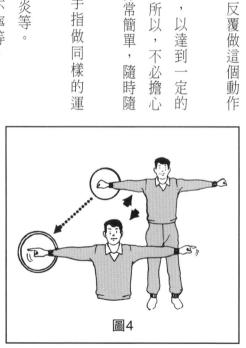

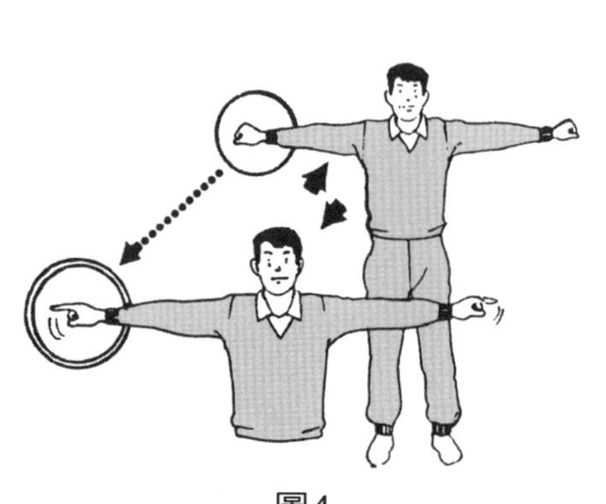

圖4

拇趾……治肝病、眼疾、頭暈。

食趾……治胃病、胃痛、胃酸過多。

無名趾……治多夢不能熟睡的人、耳鳴、坐骨神經痛。

小趾……治夜尿症。

運用腳趾練習的時候，以柔軟的繩子套住趾頭，手拉一百次，這個運動和用手練習時一樣，必須兩腳同時進行。

再推薦給患有腰痛或泌尿器官疾病的人一種「腳窩眼健康法」。

這個健康法操作也非常簡單。

①坐在地板上。

②兩腳掌間隔約十六～十七公分相對。

③用雙手指尖揉搓腳窩眼一百次（圖6）。

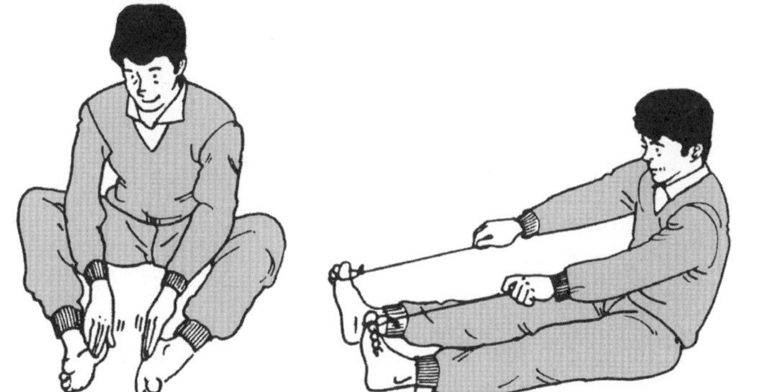

圖6　　圖5

三、增強精力的底盤功

流行於四川民間二千多年的「底盤功」，據說是中國名醫華佗所創，華佗再傳給弟子吳普之後，由吳家代代相傳。這個「底盤功」具有儲蓄精子，強化生殖機能，防止老化的效果。

經常鍛鍊底盤功，可以使身體強健、眼目生輝、精神飽足、精力充沛。

底盤功的鍛鍊法

①以騎馬式的姿勢打開雙腳，挺腰把上身前傾，彎曲手臂貼住身側，手臂往上舉，再以頭頂住牆壁，保持這樣的姿勢，雙腳的拇趾與食趾牢牢踩住地面，腳跟上提（圖7）。

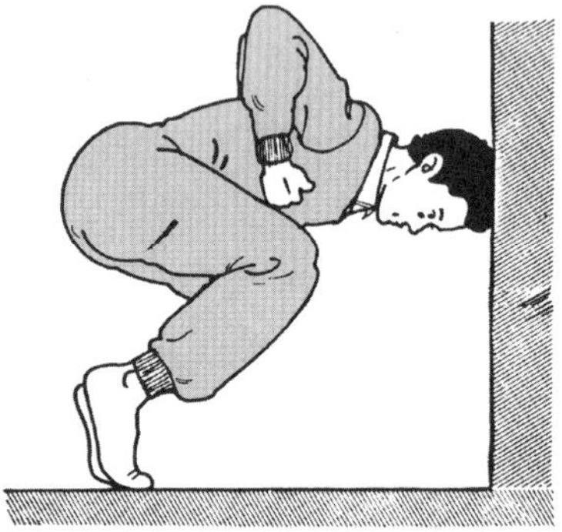
圖7

②集中精神去除雜念，把意識集中在「丹田」的部位。閉口、咬牙、舌頭舐住上齶，以意識力將「氣」收聚在「丹田」。

③用自然的腹式呼吸。吸氣時，下腹部緩緩地膨脹，呼氣時再慢慢收縮腹部。以鼻孔吸氣、吐氣，在呼吐氣時，不要用力，輕輕、拉長地自然呼吸，千萬不可勉強做作。呼吸一次算一回，連續做二十五回。

初次練習這個底盤功時，也許會感到些微的疲憊，或者有下痢的症狀產生，但是，不久就能恢復正常。如果能夠持續地練此「功」，一定會有意想不到的效果。

四、可預防及治療腰痛的搓腰功

「搓腰功」又稱「搓腰眼」，自古流傳於民間的一種很好的腰部保健操，是治療功能性腰痛的體療方法。

在中國傳統醫學上，腰部被認為是接繫身體各部分的重要部位。因此，按摩腰部可以促進身體各部位的血液循環，增強精力，強化腎臟的機能。

現代的醫學界也承認按摩腰部，可以擴大該皮膚內散佈的微血管，促進血液循環，供給腰部血液與營養補給，使新陳代謝的廢棄物及早排出體外，並可以使腰部的肌膚光滑柔潤。

甚至，它可以增進韌帶的彈性及黏著性，使脊柱的關節活動自如。所以，搓腰功不僅可以維護健康，強壯身體，還可以預防並治療腰痛。

搓腰功有搓、捏、摩、敲、抓及旋等六個動作，任何一種做法都非常簡單。

搓腰功的做法

1.【搓】

姿勢要端正，雙腳打開與肩膀同寬坐下。兩手互搓數十次，等到有熱度之後，再按住兩身側的「腰眼」（第三腰椎突起部分，左右七～十公分處凹陷的

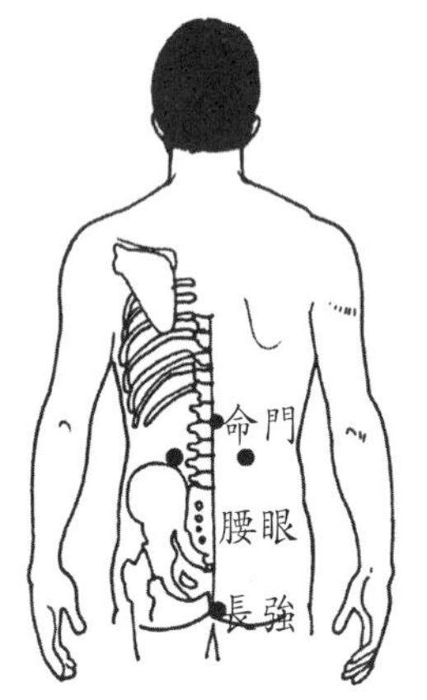

圖8

位置）（圖8）。

保持此姿勢呼吸三～五次之後，順著腰椎的兩側，兩手用力上下搓揉。動作要領是，先往下搓揉到尾骶骨下方的「長強」穴道，然後再往上搓揉到兩脇。連續這個動作三十六次（圖9）。

2.【捏】

用雙手的拇指與食指同時捏揉脊椎的中心皮膚。

從位在肚臍內部的「命門」穴道開始，往下面的尾椎捏揉下去，捏揉一次就要放鬆一次，依這個要領反覆做四次（圖10）。

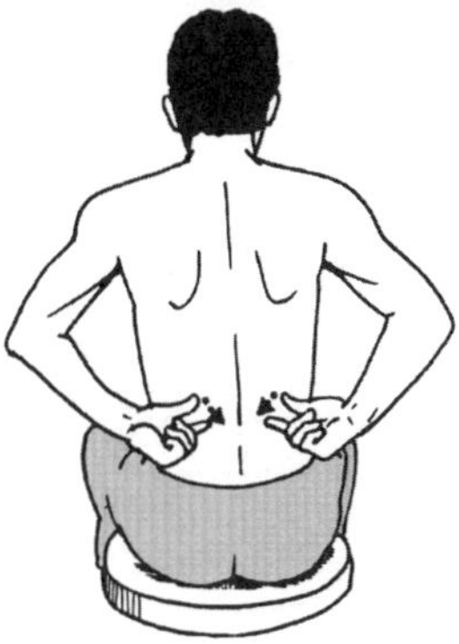
圖10

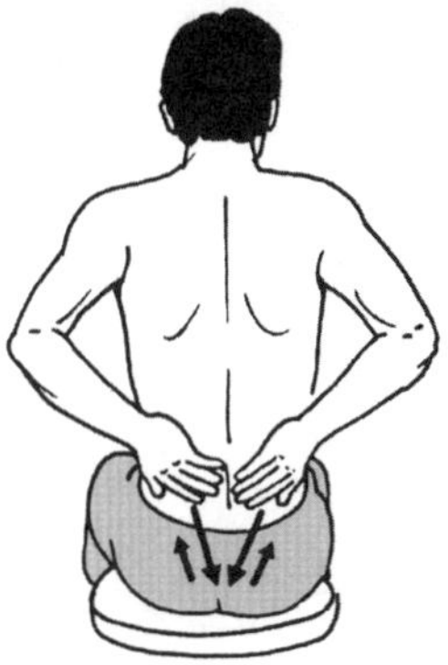
圖9

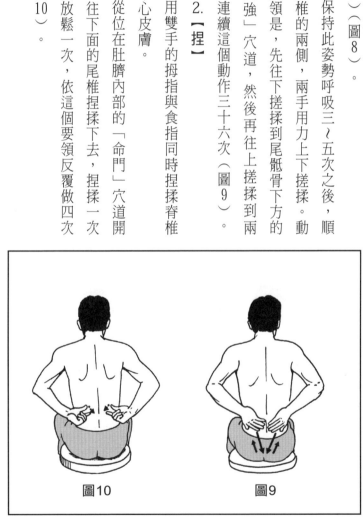

3.【摩】

兩手輕握，以拳頭背部貼住背，用手指關節突出的部分按住兩體側的「腰眼」部位揉揉。要領是以順時鐘的方向摩揉十八次，再以反時鐘的方向摩揉十八次。可以左右兩個腰眼同時進行，也可以單邊進行（圖11）。

4.【敲】

兩手輕握，用拳頭的內側以不覺得痛的程度，左右輕輕敲打尾骶骨（圖12）。

5.【抓】

兩手放在腰後，拇指固定在身體的側邊，其餘的手指尖從腰椎兩側抓向身

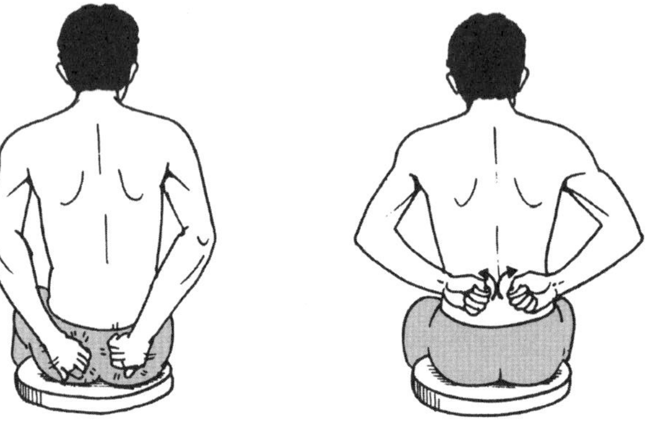

圖11　圖12

體的側邊，注意不要讓指甲抓傷皮膚。

雙手同時做這個動作三十六次（圖13）。

6.【旋】

兩腳打開與肩膀同寬直立，雙手的拇指放在背的中側，剩餘的四指放在腰部的腹側。

①雙手用力，挺出小腹，上身向後傾斜。

②左手用力向右邊施壓，上身儘量往左邊倒。

③兩手用力，腰部屈向後面，臀部力量盡縮，上身儘可能往前傾。

④右手用力施壓向左邊，上身儘量往右側倒。

連續做以上四個動作，旋轉腰部（圖14）。首先以順時鐘方向旋轉九次，接著再以逆時鐘方向旋轉九次。

旋轉腰部時要輕輕運轉，注意不可太快或太用力而弄傷腰部。

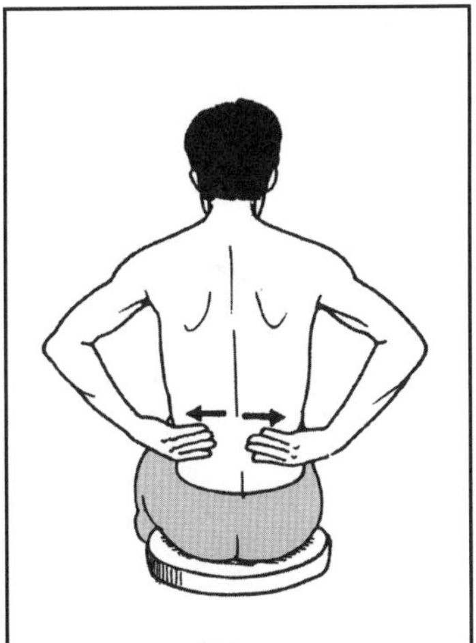

圖13

這個搓腰功平常是以腰部來練習，不過也可以用側臥的姿勢做。天氣寒冷的時候，在地板上鋪毛毯，身體側臥，一邊做完，再做另外一邊。

旋轉腰部運動時，可以穿著衣服，站立來做。

至於運動的次數，如果只是為了預防腰痛，可以每天做少量的按摩，也可以做這個運動三十六次。若是為治療腰痛，必須增加次數，配合各自的症狀做五十～二百次。

只是，開始出汗時就必須停止，不要運動過劇，使身體過分疲勞。

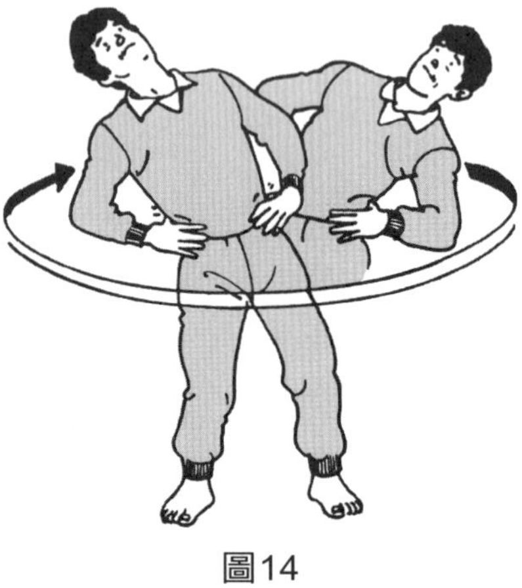

圖14

五、氣功治痔——提肛顛肛法

「提肛」就是有規律地往上提收肛門，然後放鬆，是一種很好的養生運動，不但可以增加體質，也對多種疾病有輔助治療的作用，無論對於男女都有很多好處。

「提肛顛肛法」是根據中國氣功學說創立的。藉著肛門的收縮弛緩，使為痔而苦的人消除隱疾。

如果能夠持續這個練習幾個月，肛門外的紅腫會漸漸消除，半年之後幾乎可以痊癒。更具效果的是，它還可以使外痔化為烏有，痔瘻的情況也一併治癒。

提肛（肛門的收縮）的做法

所謂「提肛」又稱「撮穀道」古代的氣功學而言，是指「襠下會陰緊收藏」（會陰部的收縮），也可以說是太極拳中的「提襠吊頂」（收縮會陰部，保持頭部挺直）。

①一般以站立姿勢來練習，吸氣時收縮肛門，呼氣時再緩慢放鬆肛門。一次練習約十五分鐘。

※平常坐著、睡覺或走路時，也可以隨時練習提肛法，並沒有次數的限制，只要自然地呼吸，集中意識於肛門就可以了。

顛肛（肛門的弛緩）的做法

①睡前或起床前在床舖上練習。以橫臥的姿勢躺著，放鬆自己，保持精神安定，把意識集中在肛門上，輕輕彎曲膝蓋使大腿和小腿成四十五度。

②手指放在離肛門大約三公分的地方，以手指上下彈動至臀肉稍微震動的程度。動作由緩慢而逐漸加快，次數也漸漸增多。以每分鐘彈動三十次的速度練習十五分鐘（圖15）。

③改變體位與手，重複同樣的動作。

平常練習提肛與顛肛的運動，可以鍛鍊肛門組織，使肛門周圍的血液順暢，驅散肛門或大腸內的積血。因此，有痔疾的患者會漸漸地痊癒，健康的人也可以預防肛門或腸類疾病。這個成效已經藉由實踐得到醫學上的認可證明。

另外，隋代的古籍《諸痔候》中也記載有關痔症的治療法。

根據它的記載有：

①單腳站立。

②彎曲另一腳的膝蓋，用雙手抱住，用力往上舉。

③以這個姿勢站立。

④再換另一腳，做同樣的動作，共做二十八次（圖16）。

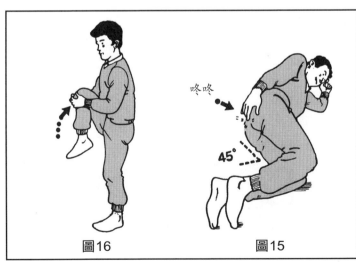

圖16

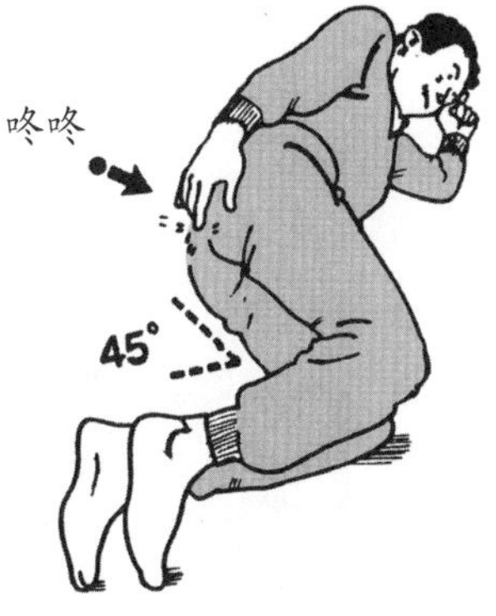

圖15

六、簡單的自暖運動使冬夜也溫暖

每年一到冬天會感覺手腳冰冷的人，表示身體不健康。白天還不怎麼樣，到晚上一鑽進被窩，蓋再多件的毛毯身體還是冰冷不暖和——這種情形對老年人來說尤其難捱。

民間有一種「自暖運動法」，使您在冬夜不覺寒冷，現在為各位介紹如下。

自暖運動的做法

①仰躺在棉被裏，雙腳打開與肩膀同寬。兩手放在身側，手掌朝下，五指自然地伸張。枕頭的高度大約十公分最恰當（圖17）。

②雙眼與口輕閉，舌頭輕抵上齶，自然地呼吸並摒除所

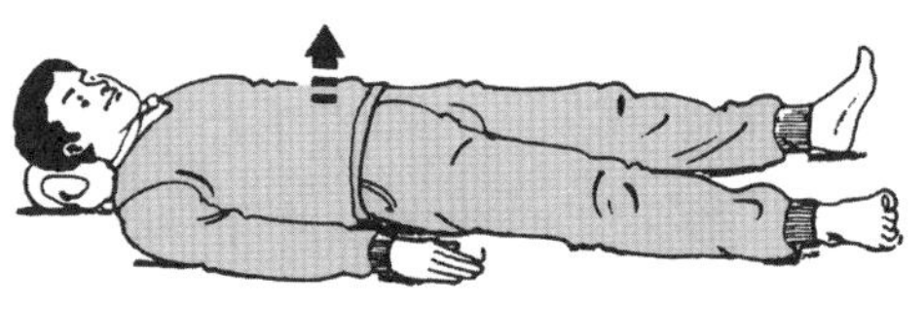

圖17

有的雜念。先將腰帶放鬆，接著自然地呼吸幾次，然後改換腹式深呼吸數次。

③從頭到肩，胸到背、腹、腰，再從臀部到腳，逐次地放鬆力氣。

④接著自然地做幾次呼吸，再做幾次深呼吸，然後吸足一口氣，儘量使你的肚子膨脹起來，直到再也不能吸進一點空氣時，停止呼吸。這時候千萬不可使肚子凹陷下去（圖17）。

⑤集中意志力在臍下三寸（約九公分）的地方（丹田），心裏默唸數字。數到不能再數的時候就放棄，慢慢地吐出氣來，千萬不可以快速地呼出氣。同時，從頭到腳，把全身的力氣再放鬆一次。

⑥吐完氣之後，立刻再吸足一口氣，並且暫時停止呼吸數秒，然後再慢慢地吐氣，接著做幾次呼吸之後，再做幾次深呼吸。

⑦再一次儘量地吸足一口氣，使肚子膨脹起來，不過，不必像前次那樣地吸氣。然後，像在爬泥巴坡道般地，腳趾頭大大地用力。

⑧同樣地在心中數數字，到不能忍受的時候，依⑤的要領吐氣，放鬆全身的力量。

⑨可能的話，在飽呼一口氣之後，全身使力氣數秒，再放鬆力氣數秒，如此做二～三次之後，再放鬆全身的力氣是最好的。

⑩反覆以上一連串的動作之後，以平常的睡姿入睡。

【注意事項】

①運動時所分泌出的唾液，在放鬆力量的時候才吞下去。

②每一次的動作完成時，不可以鑽出棉被或坐起來。

③運動之前放鬆的腰帶不需再勒緊。

④必須用腹式呼吸。

⑤呼吸器官有毛病，或患有感冒的人，不可以做這個運動。

⑥運動前後禁止性交。

⑦確實地做這個運動達一星期到半個月之後，可以休息一、二天。只要認真確實地做這個動作，短則一個星期，長則一個月就可以使四肢感覺溫暖。

⑧運動後，肚子鬧空城計、流一點汗等等，都是正常的現象，不要引以為意。

七、預防手部麻痺的健身球

據清朝皇室大內檔案記載，紀曉嵐平時喜歡健身球（鐵球），曾向乾隆皇帝推薦健身球鍛鍊的好處。此後，乾隆也常玩健身球。事實證明兩人都很長壽，乾隆皇帝活到八十九歲，紀曉嵐也活到八十四歲。

各位知道「健身球」嗎?像雞蛋般大小、圓形、金屬製的，二個成一對，它是中國獨特又簡便的健身器材之一。

使用健身球可以預防手部麻痺。

健身球運動的做法

①以單手握住二個球。

②五根手指依序屈伸，讓二個球在手掌內滾動。可以向右或向左回轉（圖18）。

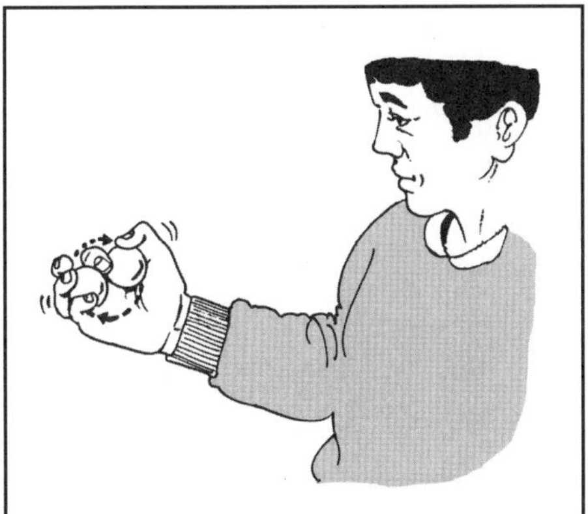

圖18

③一隻手活動完後，再換另一隻手，做同樣的動作。

※如果有二組健身球，可以兩手各握二個球，左右同時運轉也無妨。

手掌由二十一個骨頭組成許多關節。健身球運動的做法其實非常簡單，就是運用這些關節的「屈」「伸」「弛緩」「收縮」等，讓手掌的肌肉靈活地運動，預防手的麻痺與發抖以及手腕的關節炎、肌腱炎，對於內臟疾病也有功效。

十根手指頭上都有穴道，藉著這個運動，使球刺激手指及手掌內的穴道。在漢方醫學上有言，鬆弛筋肉，強健骨骼，可以延年益壽。

健身球在手掌內輕輕撞擊的時候，會發出清脆悅耳的響聲。

八、太極棒使您安然入睡

躺在床上卻睡不著，令人煩惱的一件事。更何況若是每天如此，對健康也會有不利影響。因此，對於不容易入睡的人，在此推薦一種具有悠久歷史的「太極棒健身術」。

操作法非常簡單，只要有一根長度三十三公分的金屬以外的棍子即可。躺著、坐著都可以操作，上班的休息時間也不妨試試看。

數天之後人會變得神輕氣爽，食慾增加，一躺就能入眠。

太極棒健身術的做法

【躺著時的操作法】

①仰躺在床上，墊著略高的枕頭，放鬆心情調整氣息。

②雙腳可屈亦可伸，隨您喜愛。兩手臂自然地放在床上，伸直手臂，用兩掌支撐棒子。

③以肘關節為軸，兩手做前後六～十公分的振幅輕輕搖動。這時候手肘一定要貼靠在床上（圖19）。

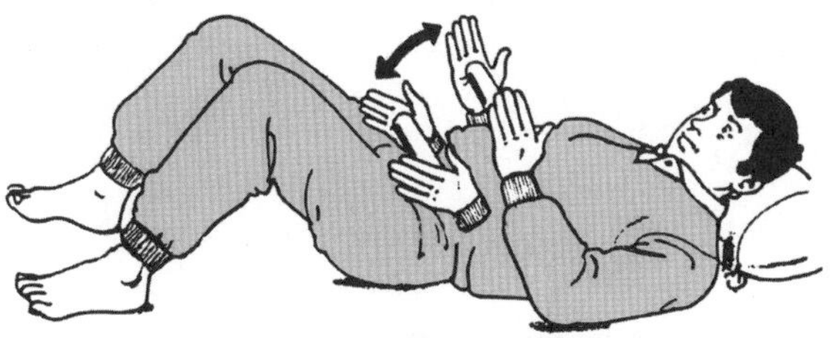

圖19

④運動的速度一分鐘搖動四十～八十次為基準，每天做二～四遍，每遍做二～五分鐘就可以了。

【坐著的操作法】

①端正地坐在椅上，調整呼吸，放鬆自己。這個操作法的根本一定要做得輕鬆自在。

②伸手向前，兩手掌支撐著太極棒，擺在離肚臍處十～十三公分的地方（圖20）。

③以這樣的姿勢，向前轉下至六～十公分的地方再收回來。稍微用點力做這個動作，以一定的頻率在一分鐘內擺動八十～一二〇次。這時候如果感覺腹

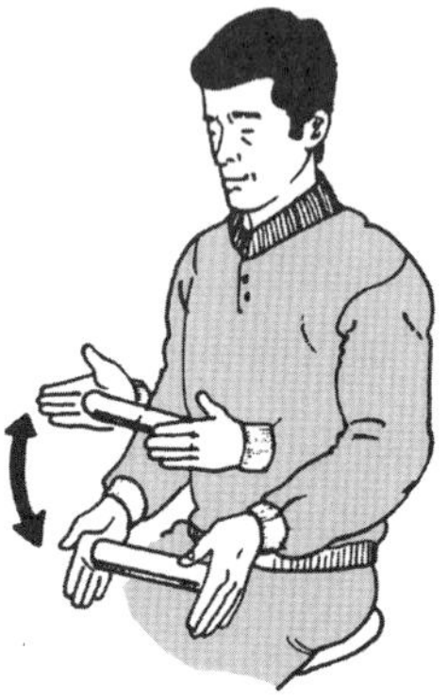

圖21

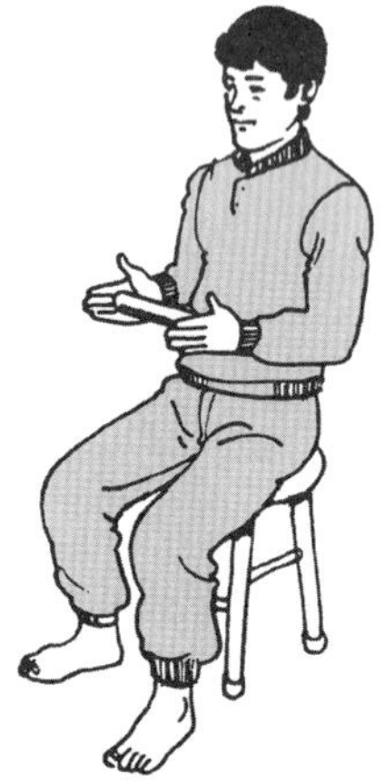

圖20

部微震，就表示你的動作是正確的（圖21）。

④每天操作二～三遍，每遍做五～十五分鐘左右。呼吸要自然，意識集中在「丹田」的部位，排除一切的雜念來練習。

九、運眼八法使您眼清目明

人到中年，隨著體力的衰退，視力也跟著減弱，上班族平常用眼睛直視著電腦螢幕，因用眼過度而容易疲勞。

在民間的醫學上，有所謂的「運眼八法」以鍛鍊視力，可應用於預防視力減退或中年人常犯的亂視。

運眼八法的做法

運眼八法在坐著或站著都可以操作。

站立練習的時候，雙腳打開與肩同寬，稍微彎腰，雙手放在「氣海」的穴道上（圖22）。

坐著練習時，雙手放在膝上，全身放鬆，進入渾然忘我的境界（圖23）。

1.上下正視

①閉上眼睛，先看上方再看下方，如此反覆做六次。接著張開眼睛，先看上方再看下方，同樣也反覆做六次。

②配合著眼睛的動作，看上方時吸氣，看下方時吐氣。

③眼睛上下移動六次算做一遍，隨著眼睛的開閉，各做六遍。

2.左右橫視

①閉上眼睛，從左看到右，再從右看到左，如此反覆做六次。接著張開眼

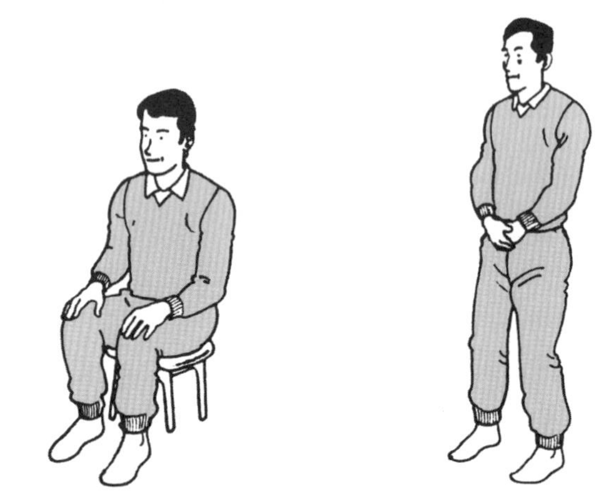

圖23 圖22

睛，做同樣的動作六次。

②配合著眼睛的動作，從左看到右時要吸氣，從右看到左時則吐氣。

③隨著眼睛的開閉，各做六遍。

3.左上右下斜視

①閉上眼睛，先從左上方看到右下方，接著再從右下方看到左上方。如此反覆做六次。然後張開眼睛，反覆做同樣的動作六次。

②配合著眼睛的移動，從左上看到右下時要吸氣，而從右下看到左上時則吐氣。

③隨著眼睛的開閉，各做六遍。

4.右上左下斜視

①閉上眼睛，先從右上方看到左下方，接著再從左下方看到右上方。如此反覆做六次。然後閉上眼睛，反覆同樣的動作六次。

②配合著眼睛的動作，從右上方看到左下方時要吸氣，從左下方看到右上方時則吐氣。

③隨著眼睛的開閉，各做六遍。

5.四向順視

①閉上眼睛，以順時鐘的方向從左、上、右到下環視，接著張開眼睛，反覆同樣的動作。

②配合眼睛的移動，看左方、上方的時候要吸氣，看右方、上方時則吐氣。

③隨著眼睛的張閉，各做四遍。

6.四向逆視

①閉上眼，以逆時鐘的方向，從左、下、右到上環視，接著張開眼睛反覆同樣的動作。

②配合著眼睛的移動，從左到下時要吸氣，從右到上時要吐氣。

③隨著眼睛的張閉，各做四遍。

7.定點正視

①在正面選擇一個固定的目標（山、房子或樹），對著該目標凝視。

②自然呼吸，不要出聲地從一數到十六。

8. 開閉正視

①依7.的要領，選擇一個固定目標凝視。

②然後，兩眼做張合的動作，張開眼睛的時候要吸氣，閉上眼睛時則吐氣。

③眼睛張閉一次算一遍，反覆做這個動作十六遍。

練習這個運動達到某程度時，眼皮會稍覺疲累，也許還會掉眼淚，這些都是正常的現象。但如果覺得頭暈或眼睛有些昏花，就要適度地減低運動量與次數。

運眼八法不拘時間與場所，非常方便練習，只要持之以恒，一定會有顯著的效果產生。一般在一、二個月後就有明顯的進步，不過，此後還必須繼續努力。

十、長壽不老的老人耐寒健身術

從前，在中國的東北地方有一位姓趙的老人。

據說，這位趙翁在嚴寒的冬季一身單衣，卻步履輕盈，精神奕奕，好像一點都不覺得冷。

大家都覺得不可思議，於是問他：「是不是有什麼秘方，使您這麼強壯，一點都不怕冷呢？」

趙翁笑著如此回答：「我年輕的時候，身體非常虛弱，一到冬天穿再厚的皮大衣都抵不住寒冷。於是就效法古人，練習一套簡單易學的健身術。方法是這樣的：

先雙腳打開與肩同寬，屈膝用力（騎馬式），兩手臂向外側水平伸直，然後手指與手腕彎曲往胸前如畫圓狀移動。然後閉上嘴，牙齒上下咬合一百次（圖24、25）。動作要緩慢輕巧，絕不可慌張心焦，呼吸要自然，不要喘氣，

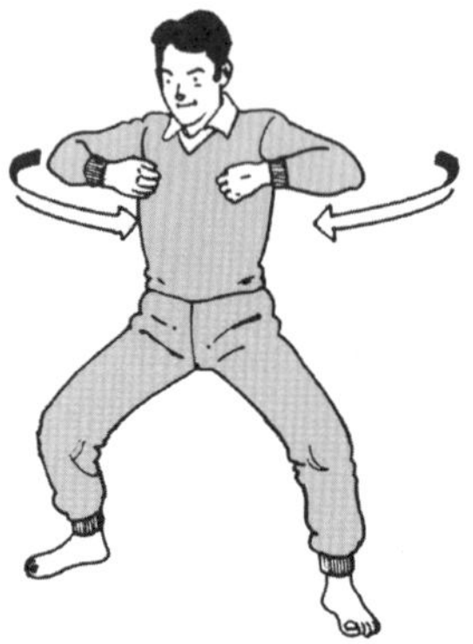
圖25

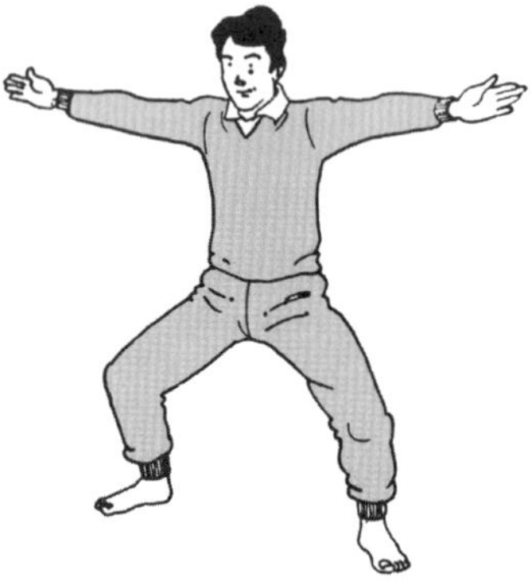
圖24

心平氣和地做這個運動。

每天如此練習三次，身體逐漸變得強壯，數十年後，對著嚴冬、酷夏，都可以怡然自得。不僅睡得好，消化也好，身體不胖也不瘦，也不生病，年紀大了體力也不會衰退。」

趙翁還說，他曾經把這個方法傳授給年輕人，但是對方操之過急，運動過烈，以致精疲力盡，無法再持續下去。他奉勸大家，運動的時候一定要慢慢地放輕鬆來做。

騎馬步的姿勢，可以鍛鍊腳上六根「經脈」；兩手腕的圓弧形運動，可以活動手上的六根「經脈」；而咬合牙齒的運動能培養精神。換言之，這個運動是鍛鍊身體，延年益壽的健康法。

十一、增強視力的明目功

自古以來，就流傳有各式各樣的「明目功」，即保健視力的眼睛鍛鍊法。經常鍛鍊眼睛，可以使正常視力的人眼力更好，對於患有近視或眼疾的人，有神奇的療效。

下面就介紹二個簡單的方法。

明目功的做法1

這個明目功是生立禪師所創的。

①早起盤坐，放鬆全身的力氣。閉上眼睛調整氣息，把所有的精神集中在「丹田」。

②舌頭抵住上齶，緩緩地把「氣」吸到「丹田」，到不能再吸一點氣息的時候，暫時停止一下呼吸，然後把舌頭脫離上齶，再將穢「氣」一點一點地吐出，呼吸時不可出聲。如此反覆做七次（圖26）。

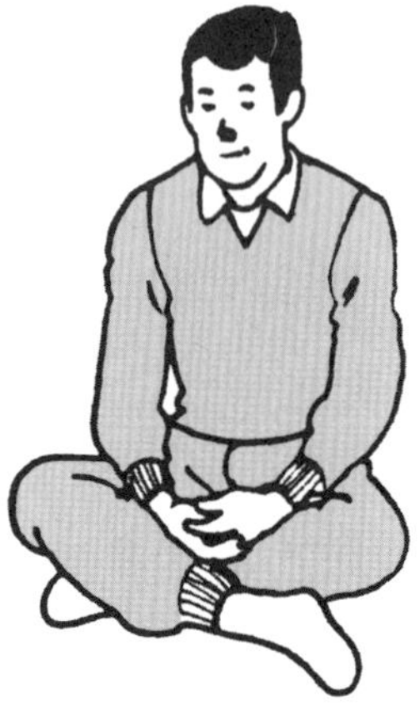

圖26

③用舌頭抵上下齶，在口腔內飽存唾液。兩手互搓直到生出一股熱氣，然後把唾液吐在手掌上，在眼睛周圍做三十六次按摩。接著用雙手的食指按摩兩眼內側的「睛明」穴（圖27）。

④以上的動作完了之後，走到戶外爬到高處，面向東方站著。兩腳打開與肩同寬，雙腳掌成八字形向內彎。

⑤對著初升的太陽兩眼凝視，把太陽的精氣吸到「丹田」。

⑥兩手掌朝下，盡力地伸張，同時緩緩地舉高到與肩齊。舉起手臂之時，慢慢地吸氣，等到腹部脹了起來，再緩慢地放下手臂並把穢氣徐徐地吐出，如

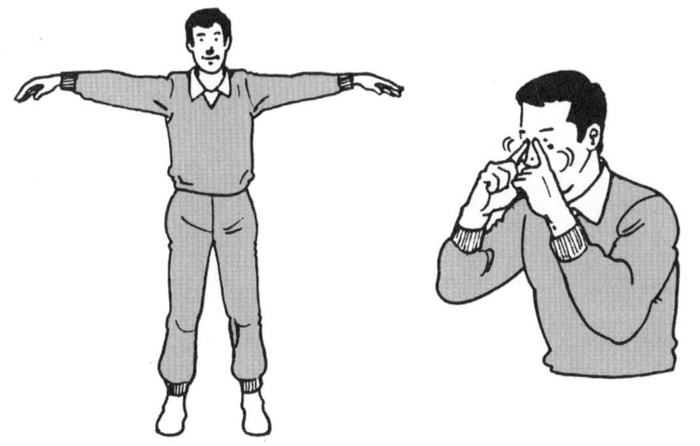

圖28　　圖27

此反覆做七～二十一次（圖28）。

※在夜間練習的時候，凝視的對象換成月亮。如果當夜月亮沒有出來，可以找一顆遙遠的星星或者燈火代替。

※鍛鍊期間內，儘量少做性交。

明目功的做法2

①輕輕閉上眼睛，胸腔放鬆，挺直腰，自然地呼吸。

②精神集中在頭頂的「百會」穴，接著慢慢地移動您的意識。先順著頭部的中央線，經過「神庭」到「印堂」，然後稍微在此停留。接著往左右兩眼周圍移動，從「攢竹」穴順著眉毛到「絲竹空」穴，透過「瞳子髎」到「球後」穴，再經過「承泣」「健明」「睛明」等穴（圖29、30）。

③依這個程序讓意識在眼睛四周繞轉一次，接著再從「攢竹」穴開始移動，如此繞轉六次之後，從「睛明」穴開始回到「印堂」「神庭」等穴，最後到達「百會」穴。

※花費的時間，視個人的需要及其可能性來決定。

練習明目功之後，兩眼會有疲勞及膨脹的感覺，甚至會淚水盈眶，唯有這樣才會使你的視力增強，而且精神抖擻。

十二、搖頭晃腦抗衰老

翻開古書籍，可以看到一則長壽者的養生之道，他們平常就鍛鍊頸部與頭部，藉著這些部位的運動，達到防老、長壽的目的。

仔細想想，當我們覺得疲倦的時候，不都會很自然地甩甩頭，使自己覺得清醒

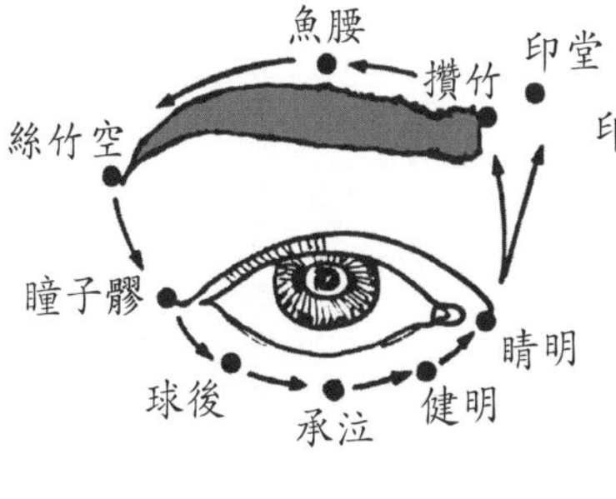

圖30

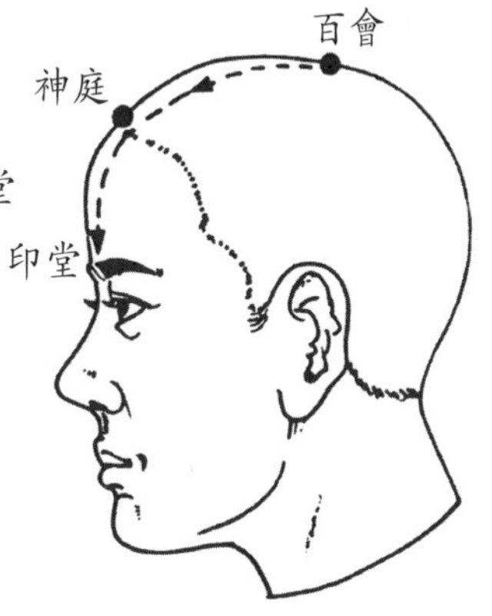

圖29

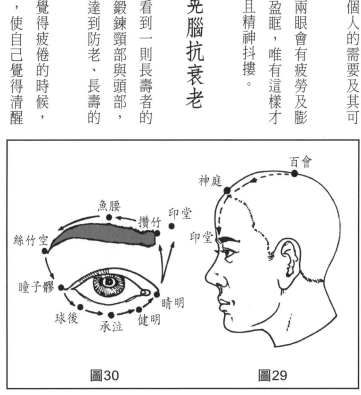

些嗎？

但是，這些長壽者不只是搖晃腦袋而已，還添加了一些簡單的動作。

當頭部低垂的時候，用雙手壓住後腦部；頭部上仰的時候，儘量使下巴突起；當頭部做左右搖擺時，用雙手壓住鬢角；整個頭部搖動時，就用雙手按住雙頰（圖31～34）。

藉著這些運動，可以促進頭部甲狀腺、副甲狀腺的荷爾蒙分泌，同時使全身的荷爾蒙分泌順暢，提高人體的抵抗力與新陳代謝能力，具有防止老化的效果。

人的頸部堆積過多脂肪，不僅顯得短粗，還影響頸部運動，甚至引起頸椎病。透過運動，可以使頸部、下頦鬆垂的肌肉收緊，減少皮膚皺紋，加強頸部肌肉的力量和頸椎間韌帶的彈性，提高頸部靈活性，促進腦部血液循環。

自古流傳下來的保健體操中的「五禽戲」、「八段錦」，或者是印度的瑜伽術，都重視頭部與頸部的運動，道理便在此。

操作簡單，效果又卓著，如果能夠持之以恆，這個搖頭晃腦的運動，便是最好的不老長壽術。

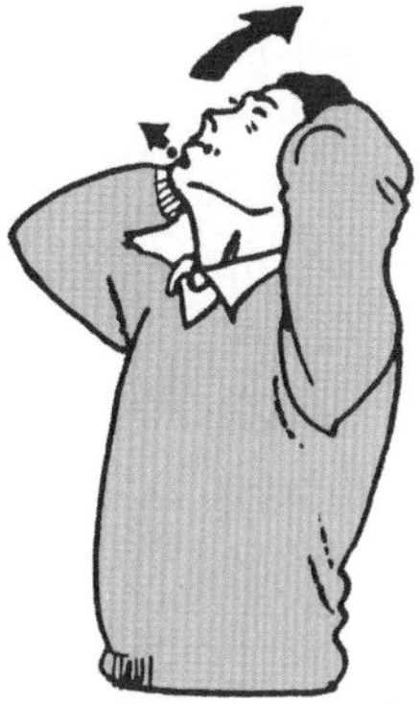

圖32

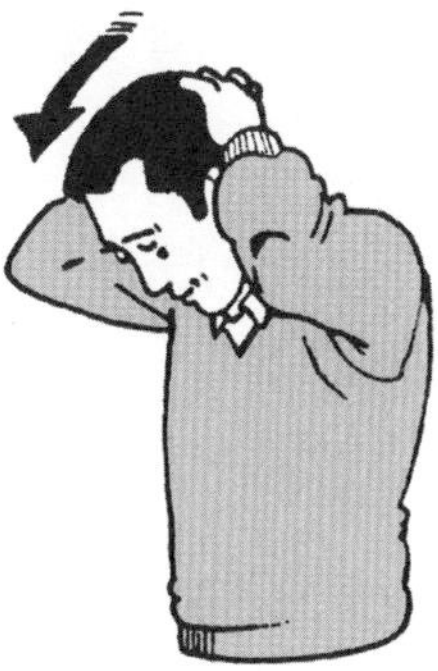

圖31

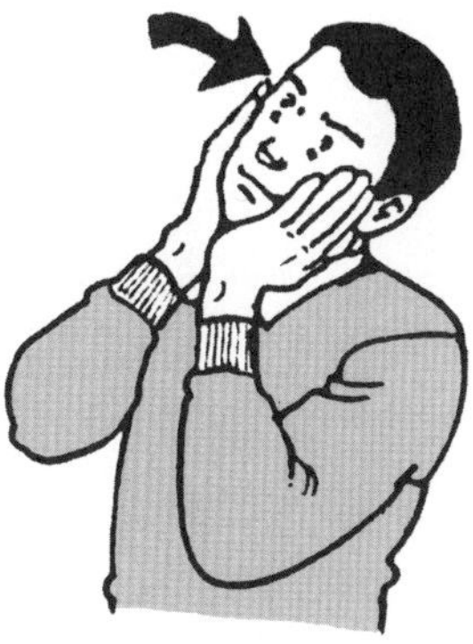

圖34

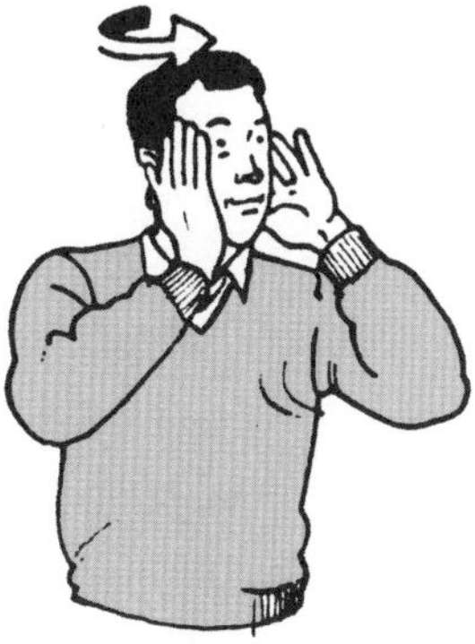

圖33

十三、固精強身功法

「固精強身功法」是自古流傳的保健法，後漸為醫家所採用，到明清時，應用已漸廣泛，近代在民間廣為流傳。

它分為許多的流派，以下就其中四種介紹給大家。

推拿按摩法

對於增強男性的精力、體力，預防及治療遺精具有神奇的效果，每天早晚在床上各練習一次。

①使用較高的枕頭，仰躺著，把意識集中在「丹田」排除一切的雜念。右手放在肚臍的上方，以順時鐘方向做三十六次畫圓式的按摩。同樣地以反方向也做三十六次按摩（圖35）。

②接著雙手手指輕輕交握，斜放在胸口，從「心口」穴開始，透過「丹田」

到恥骨做按摩。從「心口」穴往下移時，手掌朝下，小指稍微浮起（只有拇指和身體接觸），而從恥骨往上移時，手掌要朝上，小指貼住身體使拇指稍微浮起，以這樣的方式按摩。往下按摩稱為「擦」，往上按摩稱為「抽」，如此擦抽來回算一次，做三十六次按摩（圖36、37）。

③雙手提住睪丸，按摩其外皮。以搓繩的方式，當右手從下搓揉時，左手便往上搓，左手往下搓時，右手便往上，如此上下搓算做一次，連續做八十一次。

※運動中陰莖勃起時，把精神集中在「丹田」，用自己的意志、精神力把氣從龜頭拉到「丹田」。這時候，要閉住嘴，

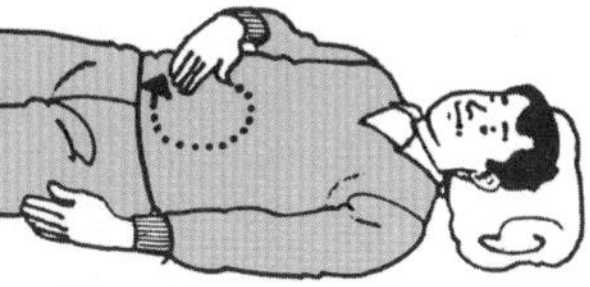
圖35

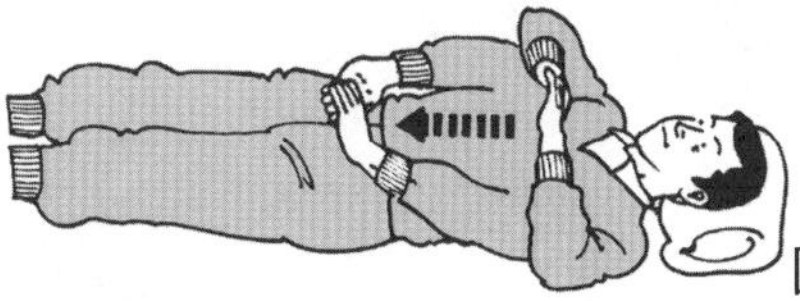
圖36

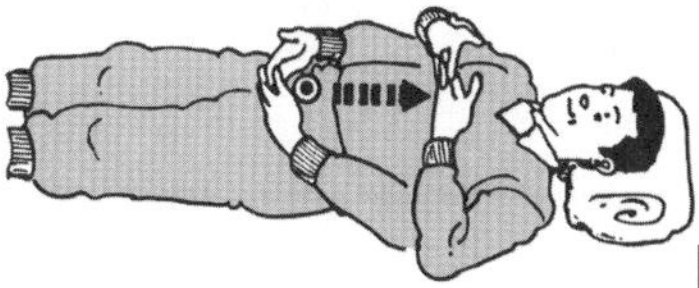
圖37

咬住牙，舌頭抵住上齶，手腳上用力，如此反覆連做三次，就可以壓抑勃起。

吐納固精法

和推拿按摩法同樣的，都是增強體力、精力的方法。如果長期鍛鍊，還可以控制性慾。

①放鬆全身的力氣，自然輕鬆地站立。

②接著，在腦海中想像把「氣」吸進來的情景。吸入的氣通過喉嚨時，會覺得好像吞進一塊硬物似的，然後，想像把「氣」吸進「丹田」的景象，此時，你一定會覺得有一股飽腹感。再慢慢地把氣從鼻子送出去。

③第二次的做法仍是吸「氣」，不過，這次是經過「丹田」到「會陰」（肛門與陰莖中間的穴道），繞到背部，經由脊柱到達頭頂的「百會」穴道後，再把氣吐出來，當你一邊吐氣時，把精神集中到「會陰」。

④第一次與第二次合為一組，練習三組之後，把「氣」集中在「丹田」，鍛鍊就告完畢。

※當氣上升到「百會」穴時，「會陰」會有拉緊收縮的感覺，「氣」降到「會陰」時，反而有鼓起的感覺，這些都是正常的現象。

氣功搬運法

也是增強精力、體力、治療遺精的有效方法。

①坐在床上，兩腳伸直，腳趾朝上。背部伸直，兩手手掌朝下放在膝上（圖38）。

②先握拳貼在兩脇，手肘儘量往後拉（圖39）。

③接著，把雙手的手掌打開，從身脇

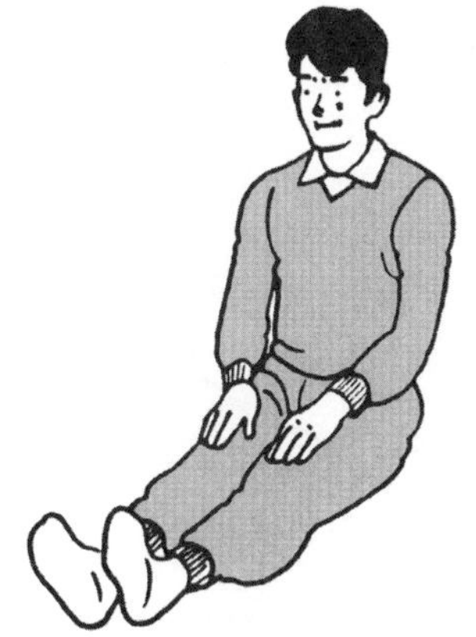

圖38

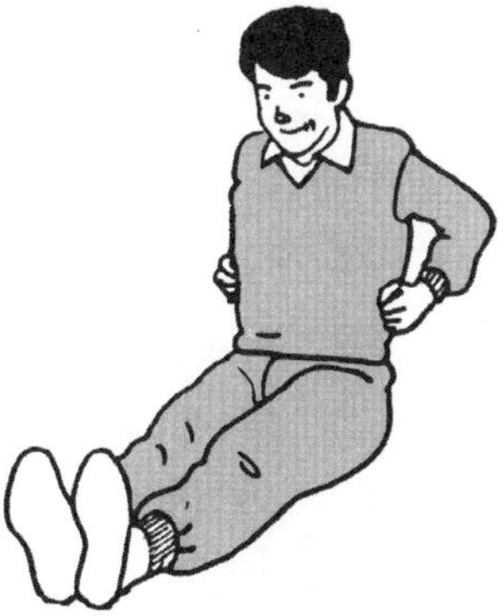

圖39

往上舉，手掌朝上，手指交握，手臂慢慢地往上拉直，同時臉部也朝上。當手往上伸直時，要一邊吸氣並緊縮肛門，然後吐氣（圖40）。

④最後頭朝下，彎腰，兩手往前伸，腰彎至可以抓到腳趾的程度，雙手儘量往前伸（圖41）。

每天就寢前和起床後，練習十幾次，然後慢慢地增加次數，努力做到數十次的程度。

點穴按摩法

①仰臥在床上，稍微屈膝，兩腳左右打開。

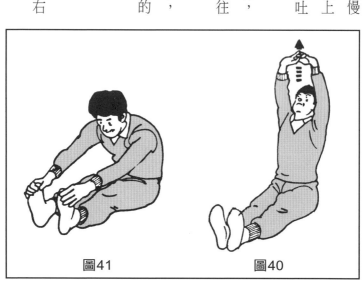

圖40

圖41

②用中指按壓「會陰」穴。按壓時會有慵懶、酸麻等不快的感覺時，你就按對地方了。如此，每天練習一～二分鐘。

③然後，同樣的指壓「關元」和「三陰交」穴，會有更好的效果。「關元」穴在肚臍下方十公分，「三陰交」穴位於內側踝骨上方十公分處。

十四、深呼吸能治感冒及胃病

隋代太醫博士巢元方等人於大業六年（六一〇年）奉敕所編著的《諸病源候論》又名《巢氏病源》、《巢氏諸病源候論》，共五十卷，書中記載二百多種治療各類疾病、症狀的深呼吸法。

這些方法在現代也極具醫療價值，下面介紹其中二個簡單的方法。

出汗去熱法

對於感冒著涼，無法出汗而發燒的症狀極具功效。

①橫躺屈膝，緊握雙拳。天氣寒冷時，要特別注意保暖。

②深深地吸足一口氣後，儘量摒住氣息，然後慢慢地吐氣。稍微休息一下，再重複同樣的動作（圖42）。

③稍微出汗時，更換身側，依同樣方式再做一次。

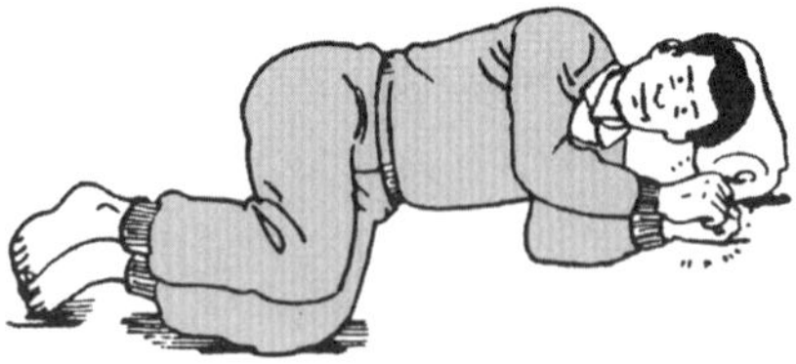

圖42

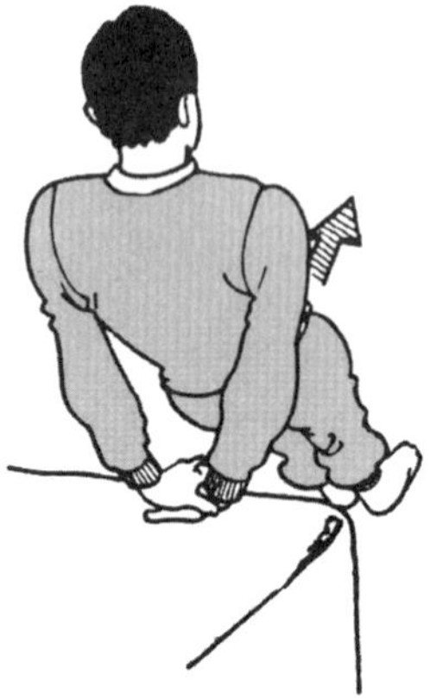

圖43

胃腸虛弱治療法

夏秋時節，有人常因衛生不謹慎、飲食不潔而引起多種原因的胃腸功能紊亂，症見腹疼腹瀉，脘腹脹悶或噁心嘔吐等，嚴重者可導致消化系統潰瘍。胃腸衰弱、胃部不好的人，或肚子鼓脹，常覺得噁心的人，應常練習這個增強脾胃功能，促進食物的消化與吸收的方法。

①端坐在床側，雙手放在後面，左手握住右手掌，右手掌貼靠在床上。

②把力氣集中在手腳，肚子往上伸挺（圖43）。

③做這個動作七次，再換手同樣地練習七次。

十五、冷謙式八段錦可長命百歲

八段錦究竟何人、何時所創，至今尚無定論。南宋藏書家晁公武所撰《郡齋讀書志》記載：「八段錦一卷，不提撰人，吐故納新之訣也。」宋末元初史學家馬端臨撰編的《文獻通考》中所記與《郡齋讀書志》相同。

據傳古代有一名叫冷謙的人，字啟敬，號龍陽子。根據記載，在元朝末年他已經一百歲了，但到明朝永樂年間才去世，可見他有多麼長命百歲！

《夷堅志・乙志・八段錦》：「嘗以夜半時起坐，噓吸按摩，行所謂八段錦者。」這位冷謙先生所編著的健康養生法，就是「八段錦」，分為以下八節。

冷謙式八段錦的操作法

1.閉目、冥想靜坐

盤腿而坐，牙齒上下咬合三十六次，

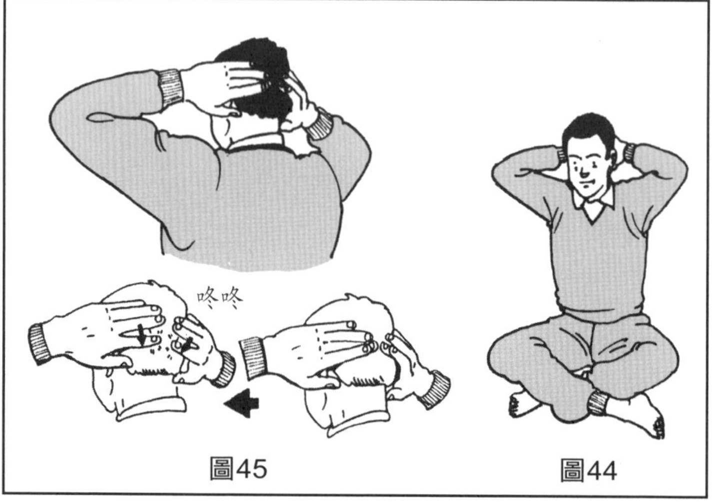

圖45　圖44

兩手手指交錯抱住頭，不出聲地輕輕深呼吸數次（圖44）。

2.敲後腦部

用雙手壓住左右耳，手指放在腦後，用食指按壓中指，再按壓頭部，如此反覆按壓二十四次。此時，耳內會聽到「咚、咚」的聲音（圖45）。

3.搖晃頭部

繞轉頭部，先看左肩，再看右肩，如此反覆二十四次（圖46）。

4.觸動口腔

用舌頭舔牙齒、齒莖、內頰，使口內分泌出唾液，再三次吞進去。

5.雙手摩擦生熱

大大地吸足一口氣，再屏住呼吸，雙手摩擦生熱，然後再慢慢地吐氣。

6.意識集中「丹田」

先用左手掌貼住左腰，按摩生熱，接著以右手掌同樣地按摩右腰。

如此做二十四次後，做深呼吸，用意

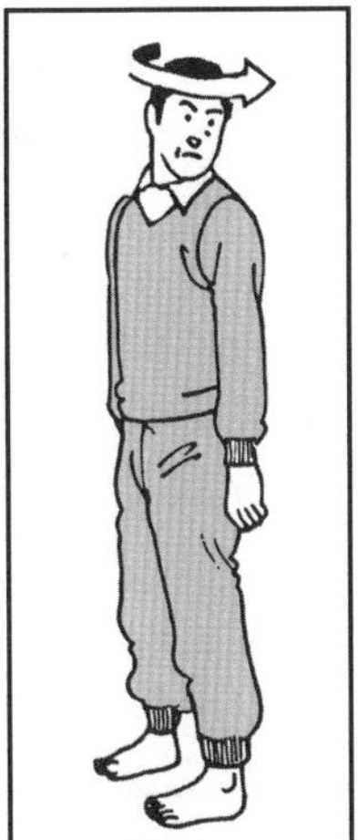

圖46

識來引導「氣」，使「氣」順著意識而行，把意識集中在「丹田」。練習一會兒之後，會覺得「丹田」一陣發熱。最後再慢慢地吐氣。

7.交互聳肩

低著頭，左肩與右肩交互地聳高。接著雙手交握，手掌朝上拉直九次（圖47）。

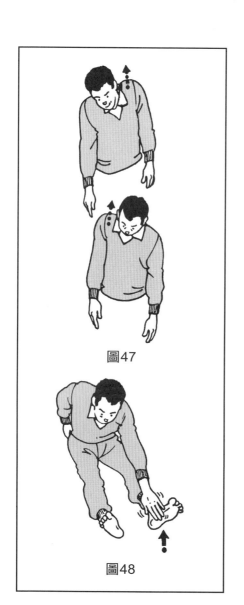

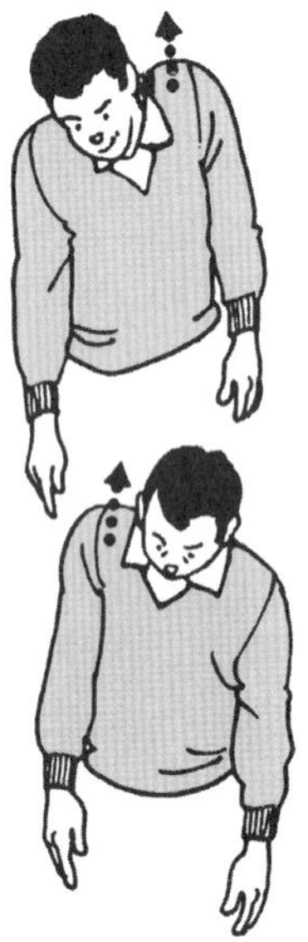

圖47

圖48

8. 揉腳窩眼

雙腳伸直坐著，用左手揉左腳的腳窩眼。接著用右手揉右腳的腳窩眼，各做十二次（圖48）。

十六、鍛鍊強壯身體的保健四術

這一套是自古相傳，如今在民間各地廣為流行的健康體操。操作簡單又不費時，既能使人身輕手巧，變得靈活、迅速、活潑，也可以預防疾病。

五指招雲

①放鬆全身肌肉，直立站好。兩眼水平凝視前方，舌尖微曲在上齶與上齒莖之間，上下牙齒輕輕咬合，閉上口。（這是下面各種體操的共同準備動作）

②左腳向前跨半步，腳跟貼在地板上，腳趾朝上，膝蓋微微彎曲，上半身注意保持挺直。

③雙手往前伸，保持與胸部平行的高度。雙手張開與肩同寬，手背朝上。接著手臂不動，只有前手臂在手肘處往上彎曲，同時兩手的手掌向前垂下，張開五根手指。也就是二手臂與前腕、手掌要成三角形。

④雙手舉起，以類似招呼人的手勢，手掌做前後的擺動。最初動作緩慢，慢慢地加快，直到雙手的擺動有如風般的聲音產生為止，如此擺動二十～三十次（圖49）。

⑤前手臂向外轉九十度，雙手手掌如向內搧火似地，左右搧動二十～三十次（圖50）。

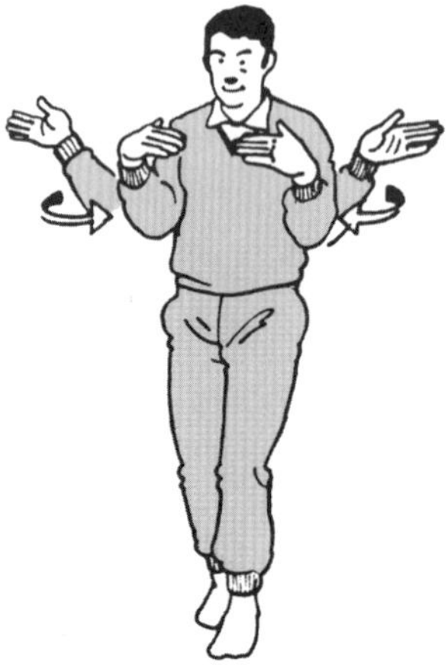
圖50

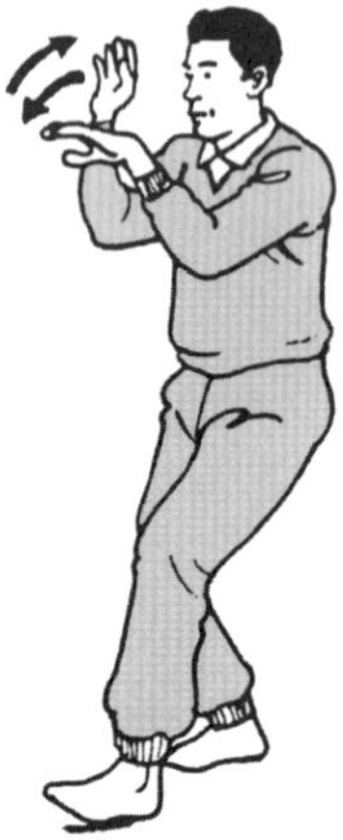
圖49

這個運動主要是使手腕、手掌、手指的關節活動靈活。藉此可以使指頭的血液循環順暢，刺激手中的「經脈」使全身舒暢。

雙鞭擊鼓

【方法一】

①先做準備動作。

②右手拍打左肩後方，同時左手繞在右脇下，拍打右後背。打開五指，用手掌拍出聲來。然後兩手自然地撇下成四十五度，手掌朝前，往後拉（圖51、52）。

③接著左手在上，右手在下，往後肩背拍打。如此左右手交換，連續拍打二

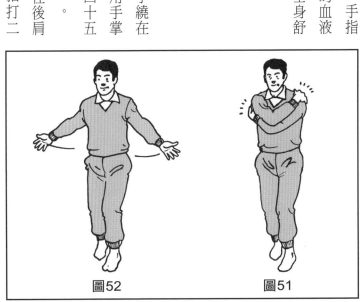

圖52　　圖51

十～三十次。

※練習這個體操時，兩手儘量地打開，兩肩如象鼻般地放鬆力氣下垂，上半身注意保持挺直。

※放鬆手臂時要吸氣，拍打右後肩部時要吐氣。

※拍打時扭動一下腰部，使雙手儘量拉長，如鞭打似地拍肩背。

【方法二】

①先做準備運動。

②雙腳打開與肩同寬，腳尖稍稍向內彎，並且輕微曲膝。放鬆全身肌肉，兩肩下垂，上半身保持挺直，眼睛注視正前方。

③腰部做左右反轉，擺動雙肩。腰部扭向右邊時，左手繞到頭前拍打右後肩，右手的手背則拍打左肩後方。當腰部扭轉到左邊時，以相反的方向，同樣的動作拍打。如此左右連續拍打二十～三十次（圖53）。

※注意事項和【方法一】相同，不過必須配合腰部的扭轉來拍打。拍打兩肩之後，可以利用腰部的扭轉自然地扳回手臂。

【方法三】

①先做準備動作，右腳往側邊打開一步。

②腰部做左右的扭轉，用雙手拍打背部。扭向右邊時，左手繞在右脇下，拍打右後背，接著以反動作進行。連續做二十～三十次（圖54）。

※注意事項和【方法二】相同，動作要運作得自然。

身體健康的重要準則「頭冷腳熱」，是養生之秘訣。如果長時間使用頭腦，會使頭部充血，手腳變得冰冷。

這個體操具有減低頭部壓力的功能，效果良好，同時也可以預防高血壓、腦中

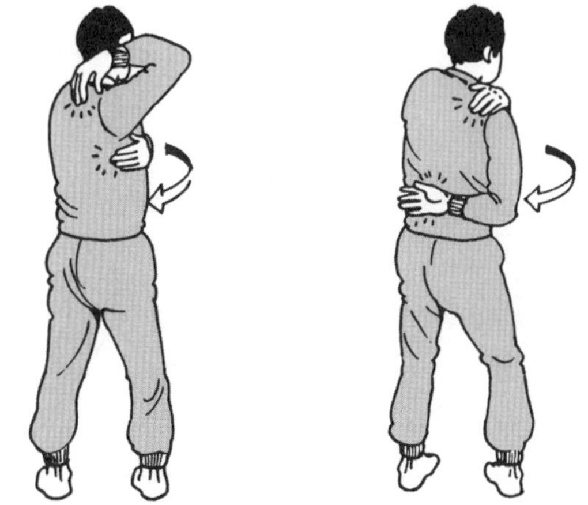

圖53　圖54

風、手腳血液循環障礙等疾病。

大鵬凌空

①先做準備動作，右手貼在腰部，跨出右腳。

②左手臂伸直，手掌往上拉高再放下，如此拉高、放下的動作做二十~三十次（圖55）。

③接著左手貼住腰部，左腳跨出，右手臂同樣地繞轉二十~三十次。

※繞轉手臂時，以肩做中心軸，加上腰力，儘量地伸直，並且柔軟地擺動。

※繞轉的弧度儘量拉大，動作要均勻。繞轉一次就呼吸一次。

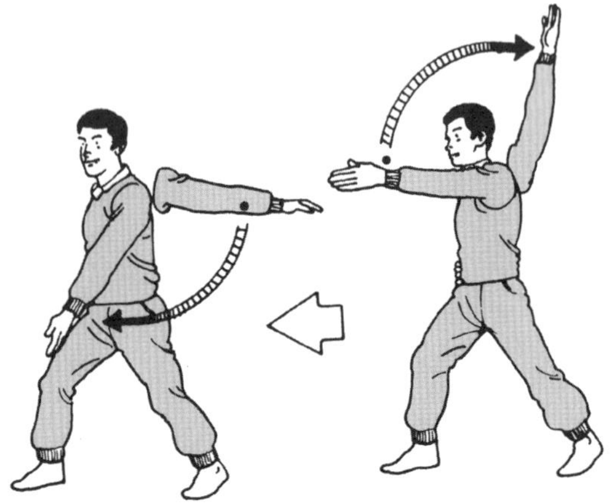

圖55

這個體操主要是鍛鍊肩部，使肩部關節活動自如，可以預防關節附近的炎症以及肩部的疾病。同時，對於感冒、鼻塞也有神效。因為左手臂的運動可以使左鼻通暢，右手臂的運動可以使右鼻通暢。

猛虎出林

①做準備運動，右腳向前跨出一步，身體稍微往後傾，重心移在左腳。

②深深吸一口氣，緊縮肚子。脖子挺直，伸出下巴，胸膛擴張，兩肩儘量往外張，兩手臂稍微往後地自然下垂（圖56）。

③做深呼吸。兩肩以自然的頻律提

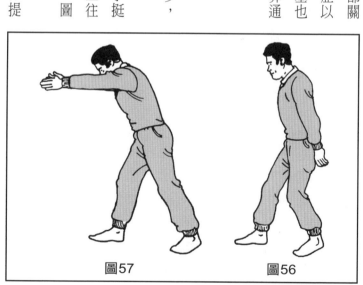

圖57　圖56

至耳根下，同時身體的重心移到右腳，胸膛緊縮，把「氣」集中在「丹田」。兩肩、兩臂儘量地放鬆力氣，成水平地向前伸直。連續做這個動作二十～三十次（圖57）。

④然後換左腳跨出，依同樣的動作練習。

※從側面看運動的姿勢時，背部必須成鍋底狀。

※呼吸要拉長，動作要緩慢，全身保持柔軟。

這個體操可以運動全身各部，使「血氣」流通，筋骨、肌肉、內臟鬆弛。因此，對於呼吸器官的疾病，以及腰部、背部的疲勞具有神奇的效果。如果能夠持之以恆，必定能使你腰壯力足，同時耳聰目明、心胸開朗、精神愉快。

十七、返老還童的龍游功與龜縮功

「龍游功」與「龜縮功」，都是道家華山派所流傳下來的養生、長壽法。

「龍游功」操作時，軀體扭動形似蛟龍出海，捲屈層出。「龜縮功」是一個陰升陽降的絕妙功法，整套功法在一伸一縮中都有疏通陰陽。

功法簡單又易記，在狹小的場所也能練習。不論早晚，隨時都可以做。但要先從準備運動做起。

準備運動

①雙腳打開與肩同寬。微微曲膝，重心擺在腳趾尖，放鬆全身的力氣。口自然地微開，雙手也自然下垂。

②兩肩交互地往後扭轉。亦即左肩往上↓後↓下↓前，而右肩往下↓前↓上↓後地扭轉，如此各做六十四次。肩部扭動的程度可隨意而行（圖58、59）。

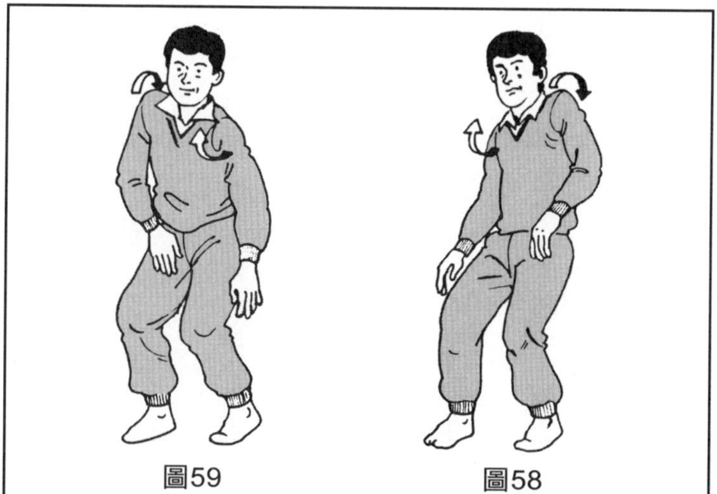

圖59　圖58

※不可有意識的呼吸，必須配合身體的自然運動來呼吸。肩部的扭動必須配合上身的動作，手臂則順著肩部的運動自然地擺動。

練習一陣之後，再到清靜的地方繼續練習時，會聽到肺部傳來「哈—哈—」的呼吸聲。由於也會促進胃腸的蠕動，所以有時會有放屁的現象。

這個運動不僅是龍游功和龜縮功的準備運動，它還可以治療肩部與背部的痠痛，以及消除肚子鼓脹的感覺。

龍游功

這個運動因雙手在體側做上下左右移動時，有若描繪三個圓的動作，所以又稱為「三環功」。

因為身體捲曲的樣子有如游龍在水中嬉戲，所以才叫做「龍游功」做此功時要面帶微笑，以輕鬆的心情來做。

①腳跟合併，雙腳靠齊，雙膝挺直，下巴抬起（圖60）。

②兩手手指貼在身側，接著手肘往上提舉，同時雙手手掌合攏放置在胸前

（圖61）。

③雙手腕向左側伸，右手掌在上，左手掌在下。提起右手肘，頭部往上身左側傾倒，臀部則往右扭（圖62）。

④雙手在臉部前方，由左到右畫一個半圓到胸前，左手在上，右手在下，手指要朝前。擺動雙手的同時，手腕要由右向左搖動，接著從左邊搖動到正前方。這時要稍微彎腰曲膝，把重心移到下面，兩手臂也就完成向右畫的第一個半圓（圖63～67）。

⑤雙手往左下側畫半圓，再回到胸前。右手在上，左手在下，同時臀部向右扭動。接著由右側回到正面位置，再

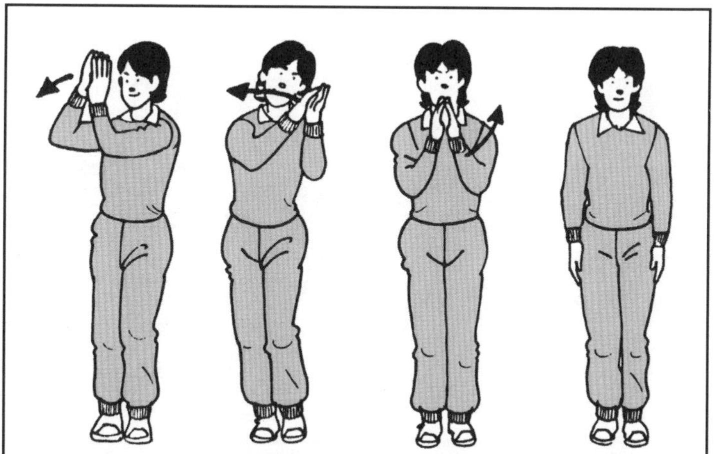

圖60　圖61　圖62　圖63

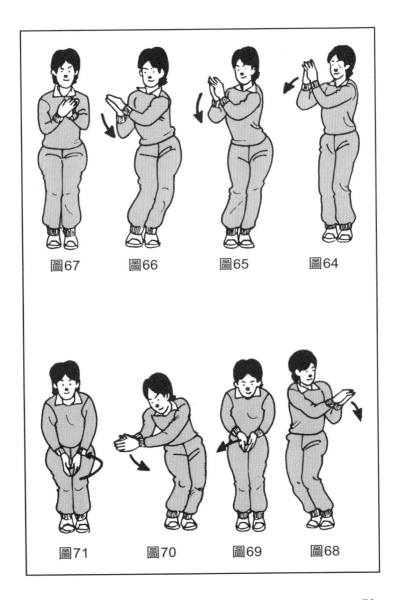

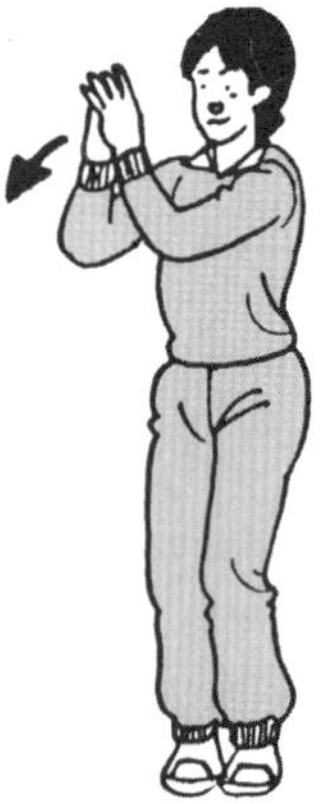
圖64

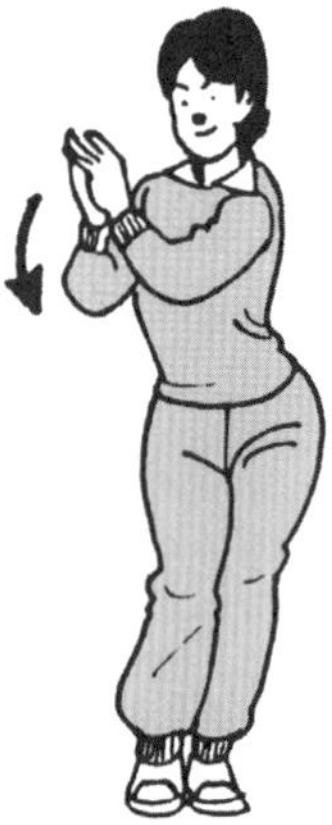
圖65

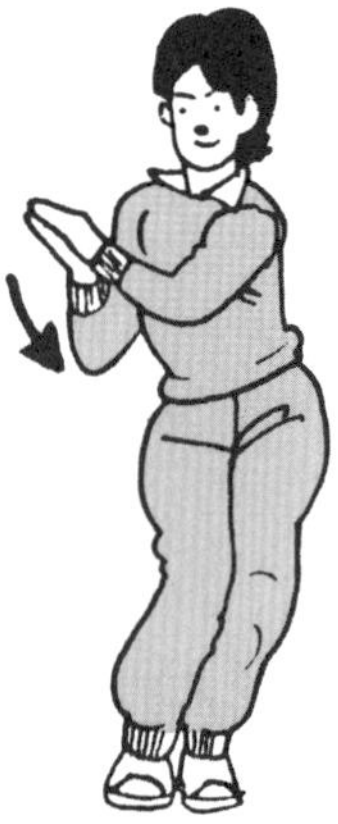
圖66

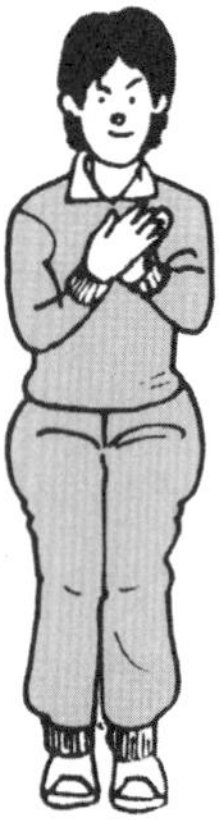
圖67

圖68

圖69

圖70

圖71

彎腰曲膝，把重心移到前方，再往下移。如此，則第二個下半圓就完成了（圖68～69）。

⑥左手在上，右手在下，往右下方畫半圓再回到胸前。同時臀部向左側扭動，再往右側扭動而後回到正面。重放在半彎腰部位置，則往下搖動的第三個半圓就完成了（圖70～73）。

以上是從上到下的三個半圓的動作，接著開始由下到上的動作。

⑦雙手往左上畫半圓，回到胸前，當左手提高到上方的時候，臀部往右移動，再回到正面停止。如此，往上的第一個半圓就完成了。重心要放在上面（圖74～

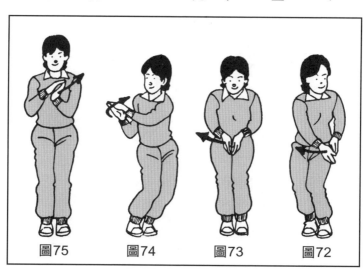

圖72　圖73　圖74　圖75

75）。

⑧左手朝上，右手朝下，向左側上方畫半圓，回到臉部前方停止動作。此時，要同時將臀部扭向右側再回到正面，如此往上畫的第三個半圓即告完成。重心要放在直立位置的上方（圖76～77）。

⑨右手在上，左手在下，往左上方兩手伸直，雙腳腳跟儘量合攏，緊縮臀部（圖78）。

⑩以上即完成所有的動作，如此練習四次。最後依圖79～81做結束。

※雙手畫圓時，動作要正確，不可以取巧，腳部、腰部必須隨著手部畫圓的動作，做上下的屈伸，同時，隨著臀部的扭

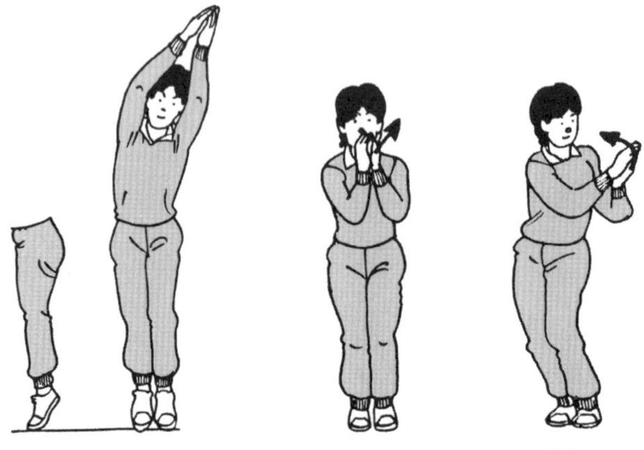

圖78　圖77　圖76

動來移動重心的高低。

※初學者輕微地扭腰即可，注意不要扭傷腰。等到練習熟悉之後，腰部再加大力氣，同時手腕的畫圓動作也要加大。

※重心往前移動時，要放置於腳底窩眼的「湧泉」穴。

這個龍游功運動可以藉著舒展手臂、肩、腰、臀、膝、腳跟等各部位規則的運動，使腰部肌肉柔軟，機能活潑。並使「經脈」流暢，預防脊椎的痠痛。

對於保持老人腰幹的挺直，消除女性腰部與下腹多餘的贅肉，使骨盤的肌肉鬆弛也有效。

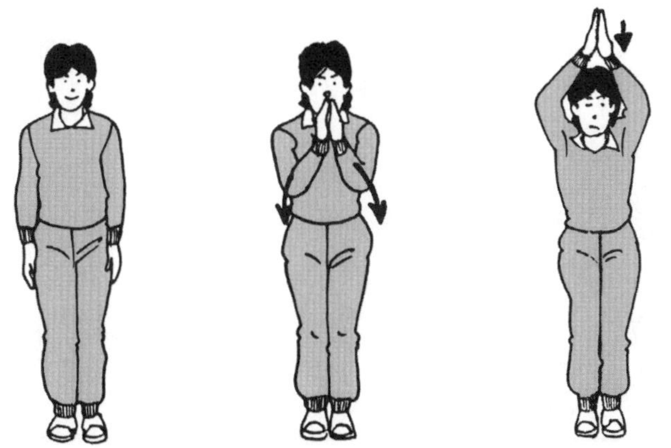

圖79　圖80　圖81

龜縮功

這個運動由於雙手移動的軌跡，恰似許多圓圈的交疊，所以也叫做「複環功」，由於縮肩伸脖子練習的姿勢很像烏龜，一般稱做「龜縮功」。

①要先放鬆腰部及腹部附近的肌肉。兩腳打開與肩同寬，雙膝微微彎曲，雙手自然地下垂。接著兩手臂伸向前，手肘稍微彎曲（圖82～83）。

②左手往外側下方畫半圓，繞到肚臍前，右手的手掌朝上，往右上方畫圓弧，繞到胸前。換言之，兩手的姿勢有如抱球狀。這時重心要移到右腳，左腳的力氣應

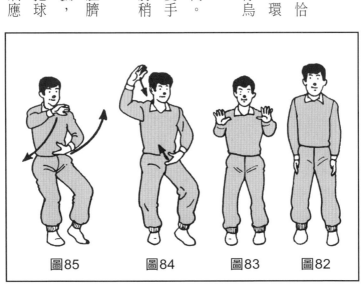

圖85　圖84　圖83　圖82

放鬆（圖84～85）。

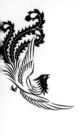

③身體稍微轉向左邊，左腳跨出半步成弓狀，右腳伸直向後，成一直線。這時候左手臂提高到左上方頭部的位置，手腕伸直，手指成水平狀，右手往右下方擺，拇指貼住腿側（圖86）。

④左手腕往內側彎，手指朝下，左肩依上→後→下→前扭動。隨著左肩的扭動，左手亦上→後→下→前畫一圈之後，曲在右胸前。雙手的手勢是相對的，上身往上仰，縮起腹部，弓住腰身，如烏龜式的縮頭（圖87～91）。

⑤在繞手腕的過程中，上身先向左再向右回轉，然後動作復原後垂肩（圖92）。

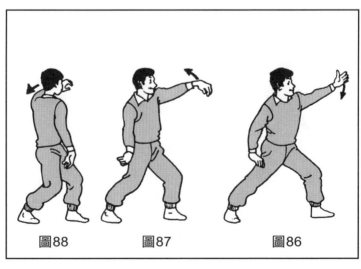

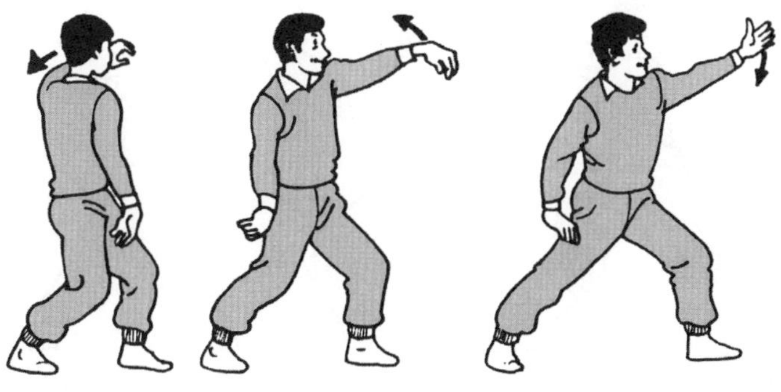

圖86　圖87　圖88

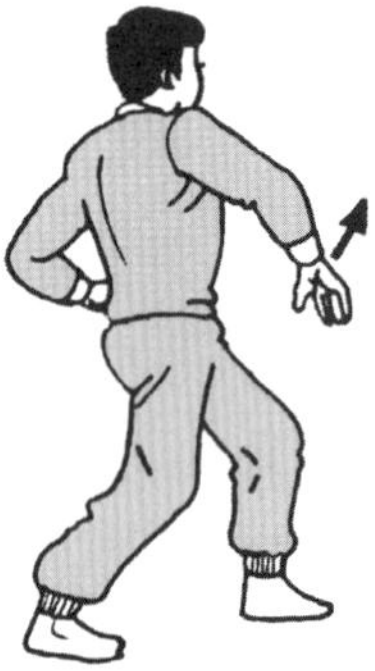
圖89

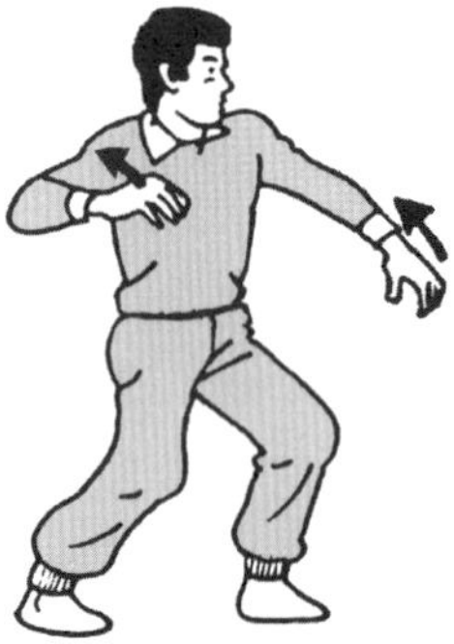
圖90

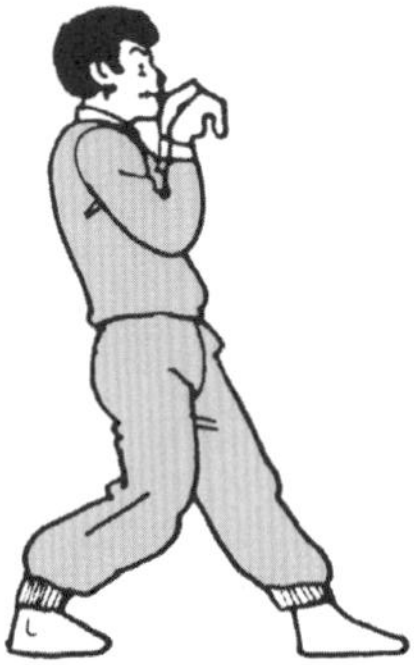
圖91

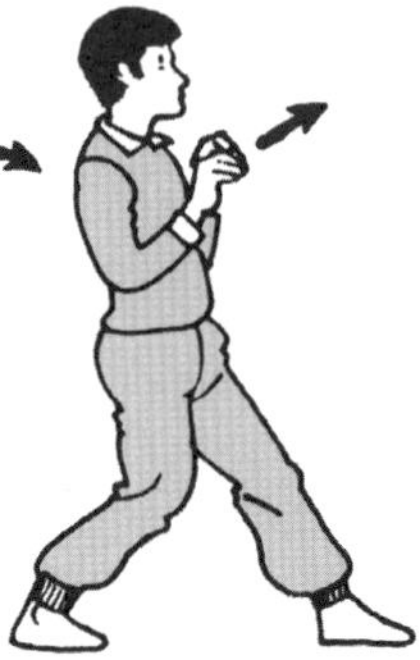
圖92

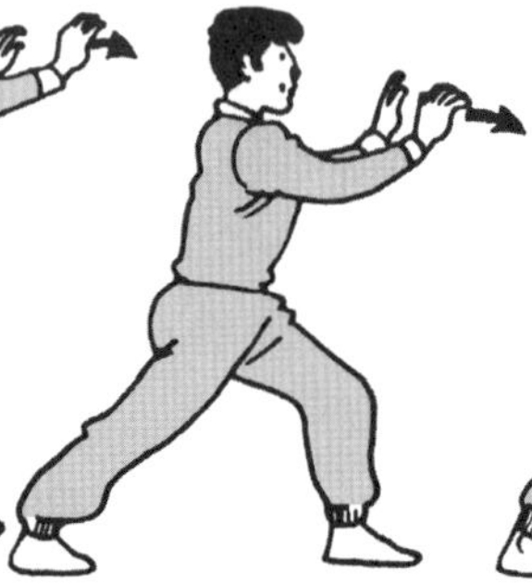
圖93

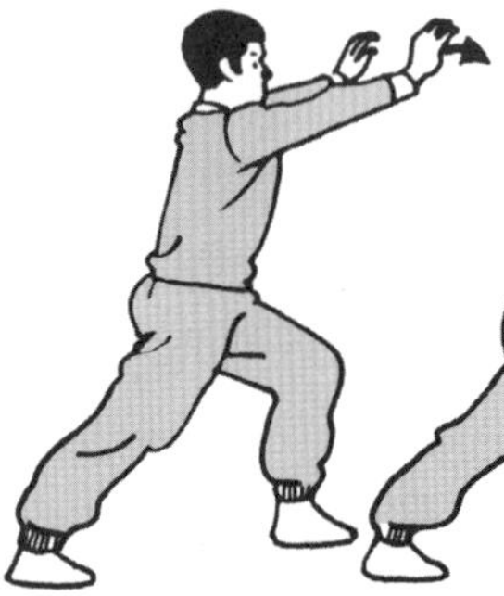
圖94

⑥雙手由上↓前↓下↓後畫一個大圓。雙手從往前壓的姿勢到匍匐的姿態，隨著這些動作上身也要移動（圖93～98）。

⑦從圖93～98再反覆做一次，然後肩膀扭向後方，雙手向外旋轉，手掌相對。雙手由下↓前↓上↓後畫一個大圓，當雙手從提的姿勢改成壓的姿勢，上身也跟著移動（圖99～104）。

⑧再一次重複圖99～104的動作。然後肩膀往後扭，身體往右邊轉（圖105）。雙手成抱球狀，重心往左腳移，右腳力氣放鬆，開始右側的動作。

右側的運動和左側反方向進行即可（圖106～109）。

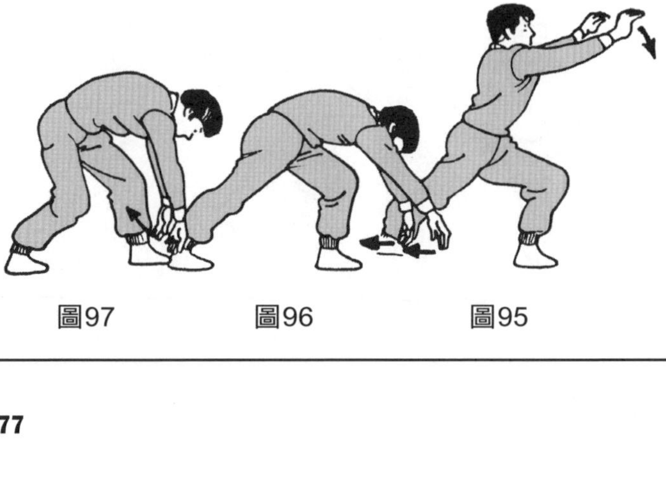

圖97　圖96　圖95

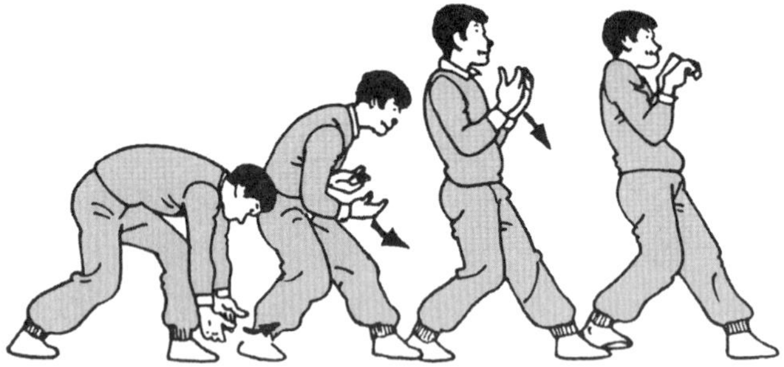

圖98 圖99 圖100 圖101

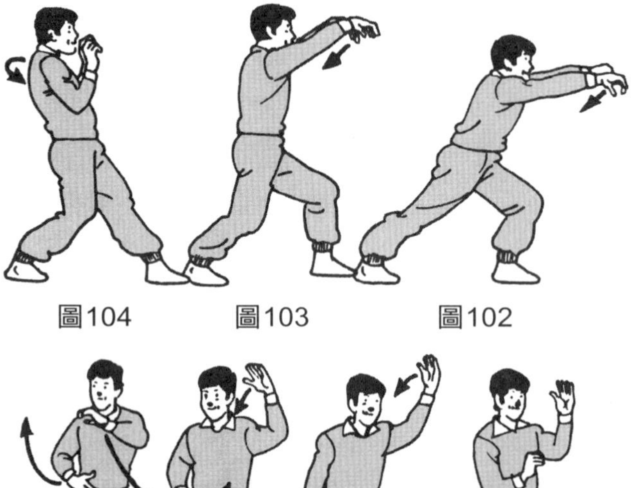

圖102 圖103 圖104

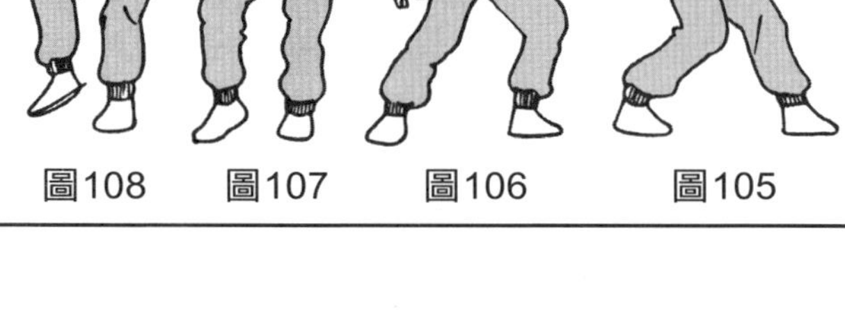

圖105 圖106 圖107 圖108

⑨當右側的動作完成後就是一套完整的運動，如此做四套。最後身體往左邊轉，自然地結束（圖110～113）。

※雙手畫圓時，動作不可過急。要注意肩、頸、腰的扭動。

※畫圓後收回手臂時，頭、胸、腰與肚要成S形。

※聳肩、扭肩、垂肩的動作要特別注意。

這個運動可以消除臀、腰、肚、背及頸部等的皮下脂肪。由於是全身運動，還可增加肺活量，促進胃腸的蠕動，使血液循環旺盛，對於腸炎、支氣管炎、動脈硬化、心臟病等具有療效。

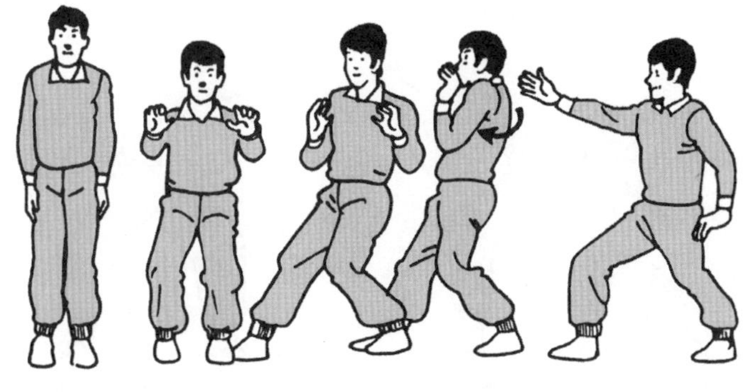

圖113　圖112　圖111　圖110　圖109

同時，藉著頭部與頸部的運動，可以使大腦皮質與中樞神經系統的機能平衡，使頭腦清楚，記憶力增強。

完結運動（收勢）

這個運動利用切別原理，手腕的靈活轉動來完成，別名叫做「鳳凰單展翅」。

①請先把你全身的力氣放鬆。雙腳打開與肩同寬，雙手自然地下垂。

②雙手伸向前，右手在上，左手在下有如抱球狀（圖114）。

③左腳向右跨出半步，雙手手背相對，左手臂往左上方，右手臂往右下方伸直。手臂與手腕的動作請參照附圖（圖

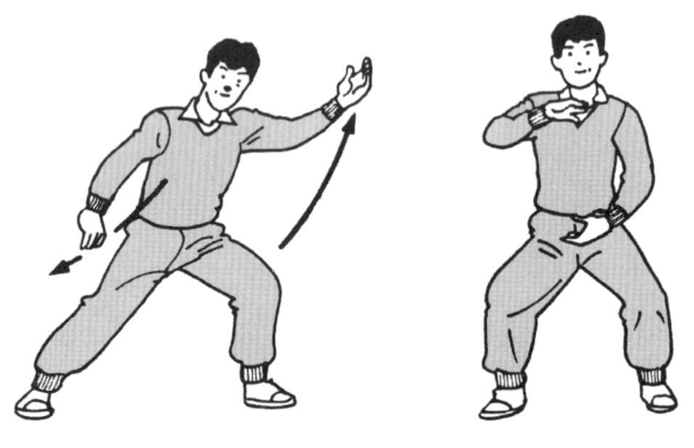

圖115　圖114

115）。

④接著雙手的手臂互對，右手往右上方，左手往左下方伸直（圖116、117）。

※全身要放鬆，身體與雙手的動作要柔軟細膩。

這個運動可以使人心平氣和，不急躁，沒有不安或壓抑的感情，心裡恢復平靜。

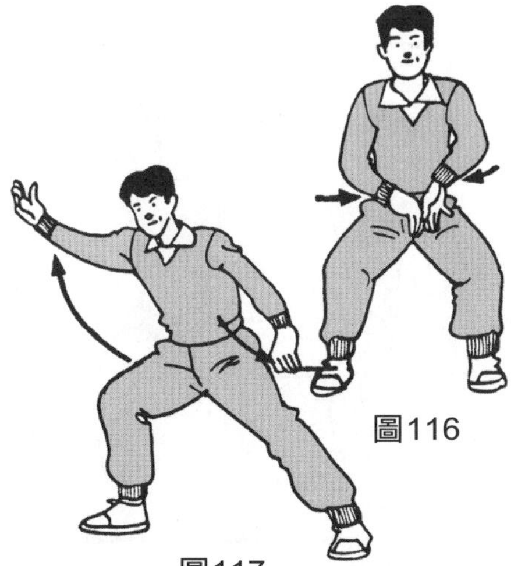

圖116

圖117

十八、「貯香小品」使您內臟強健

清代醫者萬後賢的著作《貯香小品》中，記載著專治各種內臟疾病的氣功。

每一項治療法都非常簡單易學，是很寶貴的氣功資料。

鍛鍊這些氣功，不僅能使心臟、肝臟、腎臟、肺、脾等內臟器官的「經脈」通暢，身體強壯，又可以預防性功能衰弱及各種疾病的滋生。

治心臟病的氣功

①面向前端坐好，握住拳頭，做六次往手心用力的動作，左右雙手的施力要注意平均（圖118）。

②一隻手有如重物般壓在另一隻手上，然後舉起放在頭上，接著回復原來的姿勢，雙手交替再做一次（圖119）。

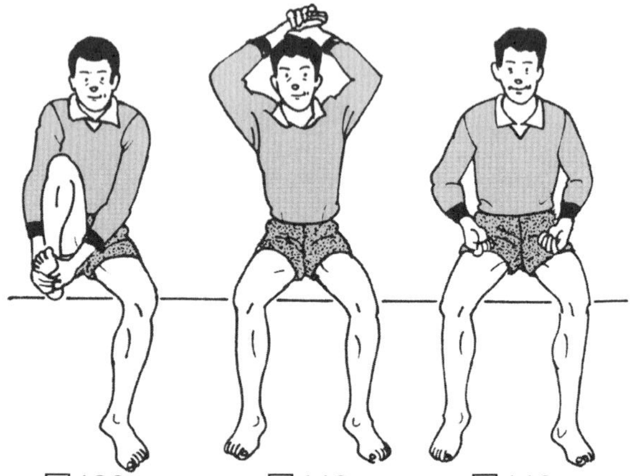

圖118　圖119　圖120

③雙手手指交叉，用腳壓住交叉的手指內側，左右腳交換連續做五～六次，用腳壓時請停止呼吸（圖120）。這個動作完後，請閉上眼睛稍微休息。

④以上①～③的動作完了之後，把口中的唾液分三次吞下，上下牙齒咬合三次。

治肝臟病的氣功

①面向正前方，端正做好，雙手施力貼在肋骨附近。身體先向左邊扭轉，再向右邊扭轉。如此做三～五次（圖121）。

②雙手重疊交握，然後力氣平均地互拉（圖122）。

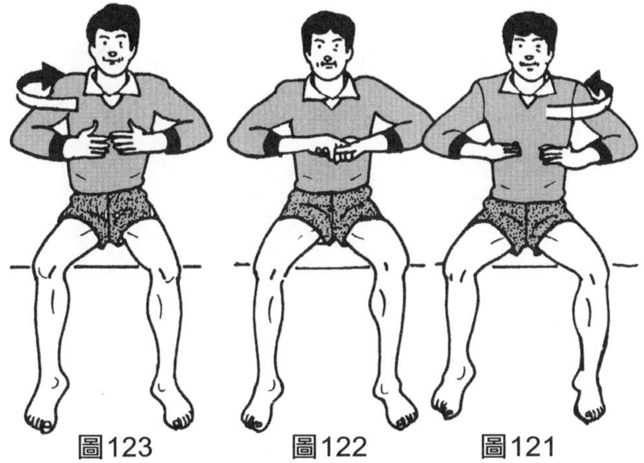

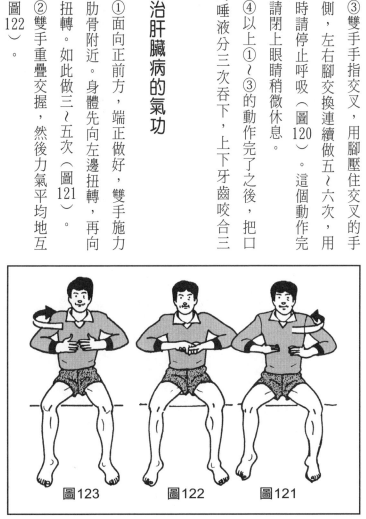

圖123　圖122　圖121

③爾後雙手放在胸前，身體做左右一八〇度的扭轉（圖123）。

①～③的動作練習五～六次。

治腎臟病的氣功

①面向正前方端正坐好，雙手舉高到左右耳上方。如此做三～五次（圖124）。

②單手貼靠在胸前，另一隻手做向前投擲的動作。雙手交換做同樣動作幾次之後，身體扭轉三～五次（圖125）。

③面向前方，端正坐好，右腳伸向前，左腳往後拉，做相反的動作，接著右腳往後，左腳往前，如此連續做十幾次（圖126）。

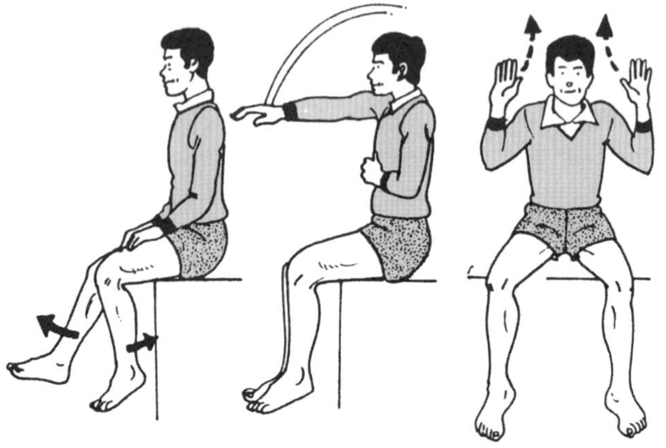

圖126　圖125　圖124

④就寢前，坐在床側，雙腳自然的下垂，脫掉衣服屏住氣息，舌頭抵住上齶，抬頭仰看天花板。同時用力使肛門的括約肌收縮。（天氣寒冷時要注意保暖）

⑤用手在「腎俞」穴上左右各做一二〇次按摩。按摩之前，必須雙手摩擦生熱。按摩完之後，上下牙要咬合數次。

治肺病的氣功

①面向前方坐好。雙手按在床上，彎背曲腰（圖127），然後再挺起身來（圖128），如此做五次。

②握拳繞到胸後背部，左右各敲打五次，要停止呼吸做這個動作。

③以上二個動作完了以後，閉上眼睛休息一下。然後上下牙齒咬合數次，輕輕咀嚼唾液似地，慢慢地吞下去。

治脾臟病的氣功

①右腳伸直，左腳微曲坐著。雙手交握在身後，稍微用力左右互拉。接著左

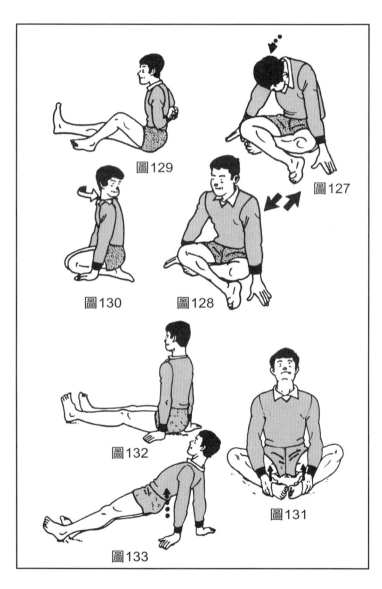

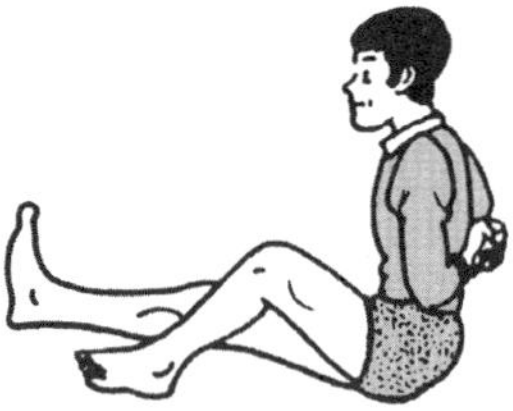

圖129

圖127

圖130

圖128

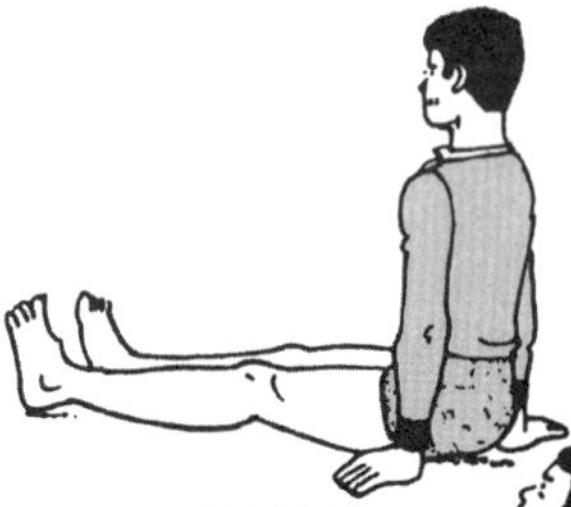

圖132

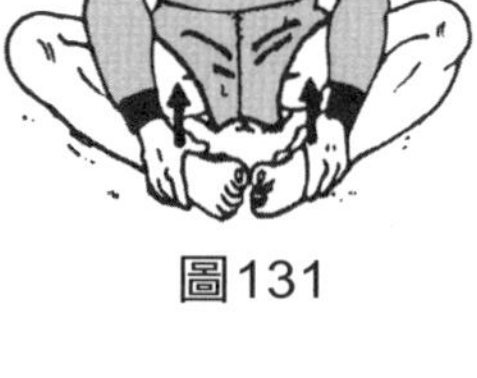

圖131

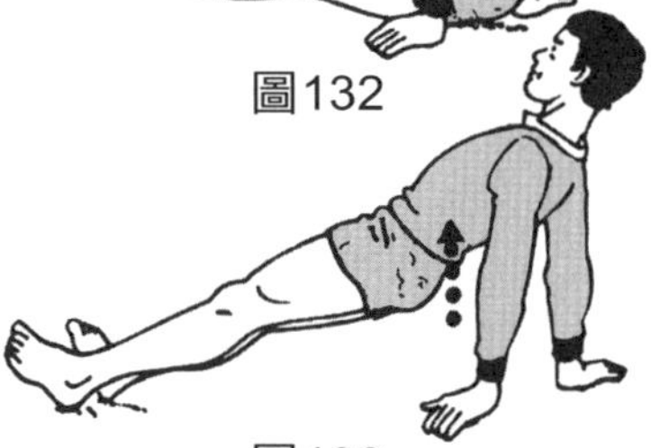

圖133

腳伸直，右腳微曲，做同樣的動作各三～五次（圖129）。

②雙手放在床上跪坐著。全身用力，身體先向左邊轉看後面，接著由右邊轉看後面（圖130）。如此各做三～五次。向後看時要如虎視眈眈的模樣。

治膽囊病的氣功

①盤腿坐在床上，雙腳掌相對。左右雙手握住腳掌，以垂直方向往上拉，上下搖晃做三～五次（圖131）。

②坐在床上，雙手貼在床上，用手支撐著挺起身體，舉腰的動作做三～五次（圖132、133）。

十九、效果超群的《陸地仙經》

《陸地仙經》為清人馬齊所著，成書於雍正年間，其內容是對「百字導引法」的注釋。「百字導引法」是由歷代養生家逐漸補充完善而形成一種行之有效的健身方法，具有強健肢體、防病治病、益壽延年的作用。

越練越有效的《陸地仙經》主要內容如下：

清淡的飲食有助健康

所謂清淡的飲食，是指味淡量小的意思。古代的養生專家都強調「朝一杯粥、夕無須飽」，或者「淡味自然清心」的重要。聞名千古的蘇東坡先生也說：「不在飢餓的程度下進食，不在飽膩的程度下禁食。」可說是養生妙法中的金玉良言。

人的身體，以胃為根本，吃得過飽，縱然是攝取再多的營養，不但沒辦法消化吸收，反而會導致傷害，長久下去，甚至會導致疾病的危險。

因此，《陸地仙經》開宗明義便指出清淡飲食的重要，然後論及鍛鍊與營養的關係，並把疾病的治療與強壯法詳細地做說明。

每天每次的飲食要八分飽，細嚼慢嚥，不偏食，不吃辛辣濃厚的口味，如此一來必定能保持健康。

摩擦養顏

中國古醫學書上有言：「面表其心，髮表其腎。」這句話的意思是指內臟機能的正常與否，可由顏面窺得全貌。

做臉部按摩可以使血液循環良好，防止瘀血，還能保持內臟機能正常，是一項效果良好的美容方法。

按摩的方法非常簡單。

①早上起床或夜晚臨睡前，端坐在床上或椅上，首先張開雙手的十隻手指，用一隻手的手掌插進額頭髮際，往後梳。以中指為中心，經過頭頂到後腦勺的「風府」穴，再慢慢用力梳頭，如此左右手交換各做十次（圖134）。

②梳完頭後，兩手摩擦至生熱。然後，十指靠近額頭，手掌貼著眼皮，一邊用力，往鬢角、耳際處慢慢地按摩，如此按摩十次（圖135）。

③接著雙手移到鼻子的兩側，以手掌貼住臉頰，上下慢慢地按摩，同樣也是按摩十次（圖136）。

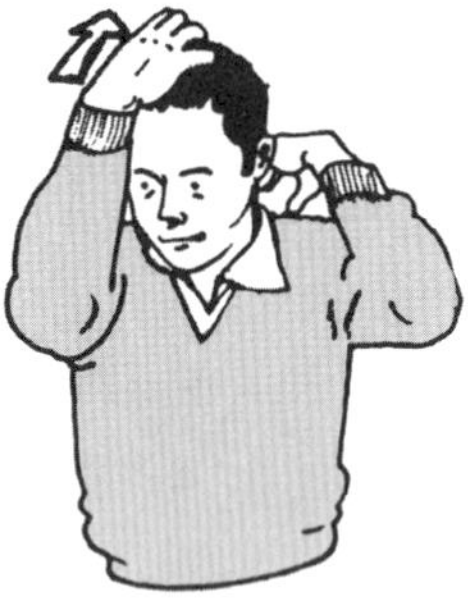
圖134

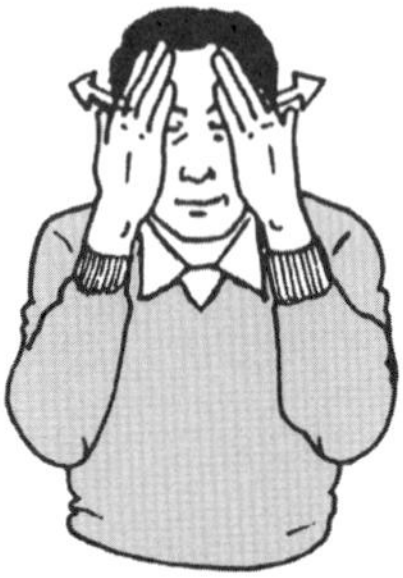
圖135

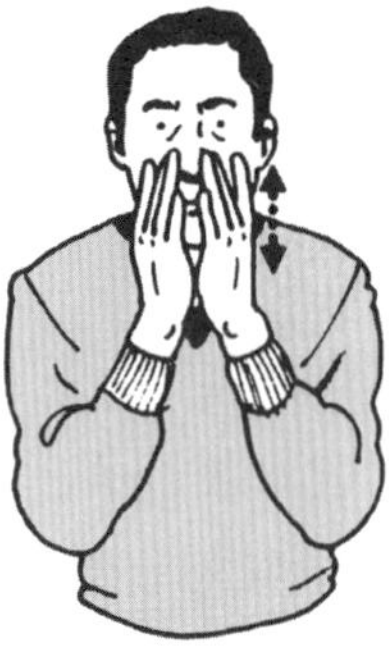
圖136

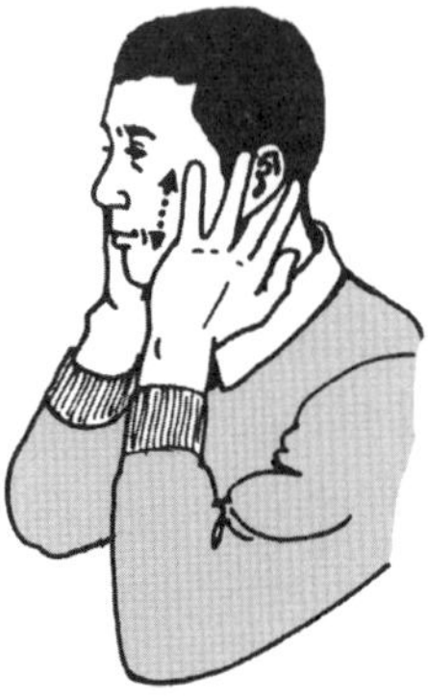
圖137

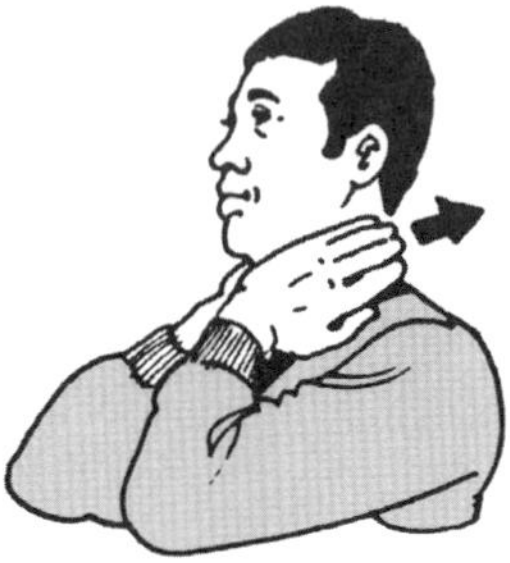
圖138

④現在把雙手移到耳下，以中指和無名指夾住耳朵，按摩十次（圖137）。

⑤最後雙手移到脖子，手指往後，手掌貼在喉部附近，稍微用力按摩頸部十次（圖138）。

運動眼睛去除疾病

「眼睛運動」既能使眼清目明，又可治療眼疾。

所謂「運睛」是當您睡醒時，不要張開眼睛，閉著眼睛調整呼吸，然後開始轉動眼睛，方法如下：

①眼球先向右轉，再往上，接著往左，然後再往右轉。如此做三次之後，再以反方向做三次（圖139）。

②接著兩眼張開，好像要讓眼球飛出去一般。

※運動眼睛時要緊閉口與鼻，張開眼睛才從口中吐出廢氣，並且用意志力將「氣」從鼻子吸進，送入「丹田」。

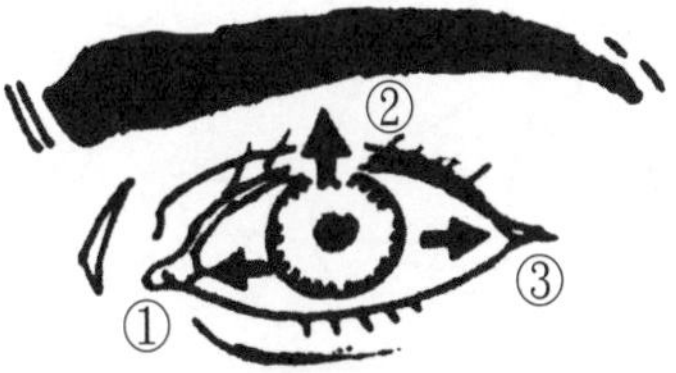

圖139

覆耳治頭暈

以下介紹的方法，如果能夠長久地練習，可以治療耳鳴及頭暈。

①早上起床時，或者晚上睡覺前，雙手摩擦至生熱後，貼住兩耳上，然後慢慢地扭動脖子轉向後面。如此左右各做七次（圖140）。

②接著把食指重疊在中指，在食指上用力敲彈後腦部，二十四次，發出「咚、咚」的聲音（圖141）。

從前的人稱這個聲音叫「雷聲」，有的人不必覆蓋耳朵也聽得見，但是我認為覆蓋住耳朵的效果比較大。

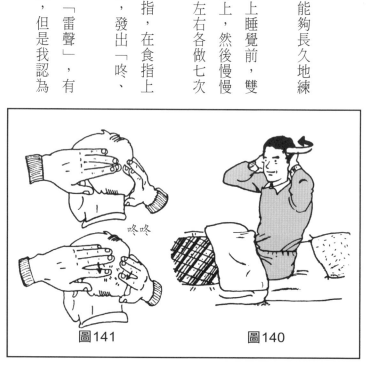

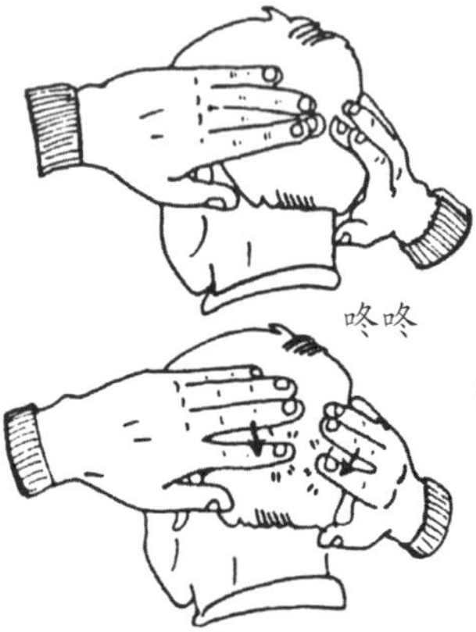

圖141

圖140

③最後從口中分三次吐出廢氣就完畢了。

敲牙治牙痛

中國醫學認為牙齒的成長與衰弱和腎臟的機能有很大的關係。藉著敲牙，不僅使牙齒部分的血液循環良好，還可以滋養它，並對腎臟或脾臟等內臟產生作用，使牙齒更為健康。

方法非常簡單，早起時或睡覺前，把上下牙不出聲地輕輕咬合三十～一百次，要用咬碎東西的心態來咬牙。同時，你要小便時，也可以做咬牙運動，小便完後，張開嘴巴，則一切的「邪氣」就不會入口。

長久練習這個方法，可以預防疾病，使牙齒健康。有的人做這個運動後，即使上了年紀，牙齒也不掉一顆。

包住陰囊獲元氣

起床前或睡覺前來練習這個運動，對於體力較差的人更有效果。

①靜靜仰躺著，排除一切雜念。放鬆全身的肌肉與關節。把口中湧出的唾液，隨著吸氣送到「會陰」穴一樣地吞下去。

②雙手摩擦至生熱後，用左手包住陰囊，稍微往上提，右手覆蓋在肚臍處，手掌由左到上做反時鐘方向的按摩八十一次（圖142）。

③兩手再度摩擦生熱之後，雙手交換（左手的運動與②相反）來練習。

※按摩時，腰、腳要伸直，且腳趾要往下伸。

治療腹脹消化不良

這個動作坐著、躺著都可以做，不

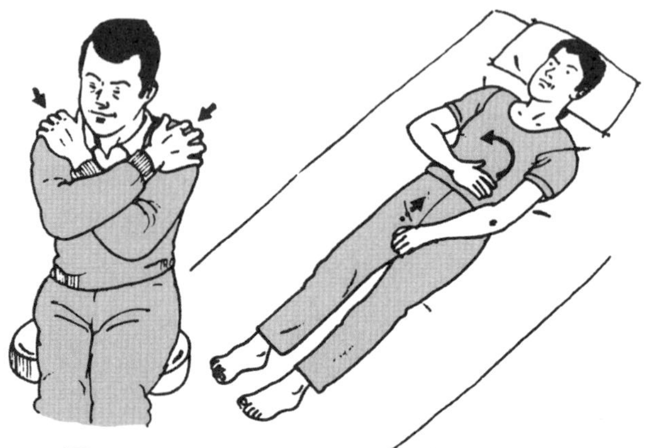

圖143　圖142

過，必須在空腹時練習。

①雙手放在胸前交叉抱住左右肩膀，調整呼吸之後去除所有的雜念，放鬆全身的筋骨。然後自我暗示「血管順暢、消化正常、排泄順暢、身體健康」，如此反覆三次（圖143）。

②接著，不要施力慢慢地吸取新鮮的空氣，填塞整個胸膛，然後儘量收縮胸膛把空氣引導到腹部，大約三～五秒之後再吐氣。如此反覆做幾次到數十次之後，肚子會覺得非常舒服，胃脹的感覺會逐漸消失。胃痛的時候，這個方法也有鎮痛的效果。如果練習當中，口中湧出唾液更令人可喜，這時就吞下唾液，以意志力送到「丹田」。

※練習這個健康法之後，必須暗示自己，疾病一定會痊癒。

按摩湧泉穴解膝蓋痠痛

這個方法可以消除大腿或膝蓋的痠痛，並能治療睡眠不足。在睡前練習。

①用左手按摩右腳掌的湧泉穴，再用右手按摩左腳的湧泉穴，各按摩三十六

次（圖144）。

②接著用雙手按摩膝蓋（圖145）。

猿腕與血行

據說身體的陰陽兩極若是失調，會造成血行不順，容易罹患疾病。的確，血液循環與陰陽兩極的平衡和疾病的預防與治療，有密切的關係。

「猿腕」的做法因與猿猴伸手的動作類似，故稱之為「猿腕」。

①以端正的姿勢坐好，左手往左前方水平伸直，手掌朝前，右手靠在左手手掌上，頭部儘量往右扭轉（圖146）。

②接著右手往右前方水平伸直，左手

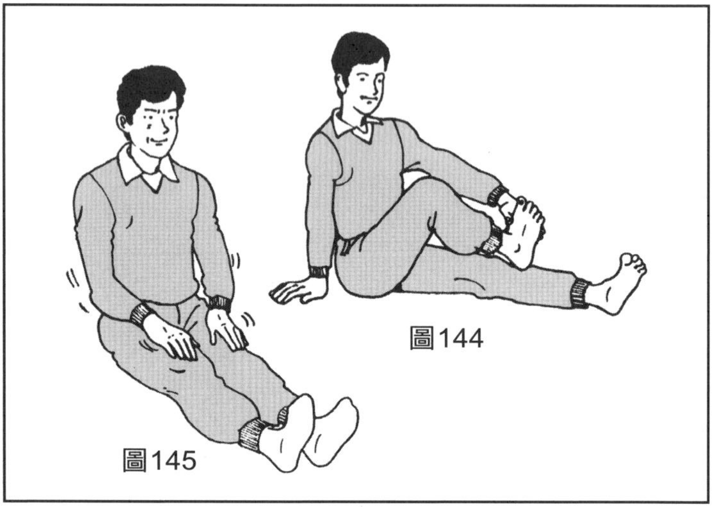

圖144

圖145

靠在右手手掌上，頭部儘量往左邊扭轉。

①、②的動作各做三次，當手貼在手掌上時要呼吸一次。

③雙手向外成水平伸直，身體保持不動，左右兩肩往內側收縮七次（圖147）。

「熊經」消除痰、口水

「熊經」是古代的一種養生術，從模仿熊的形狀而來，對於治療喘氣等疾病，具有神效。

在早上起床，或夜晚就寢前練習。

①雙腳打開與肩同寬，直立站好，調整呼吸，雙手慢慢地舉高。當舉到與頭部同高時，用力撐舉雙手，同時伸展全身。

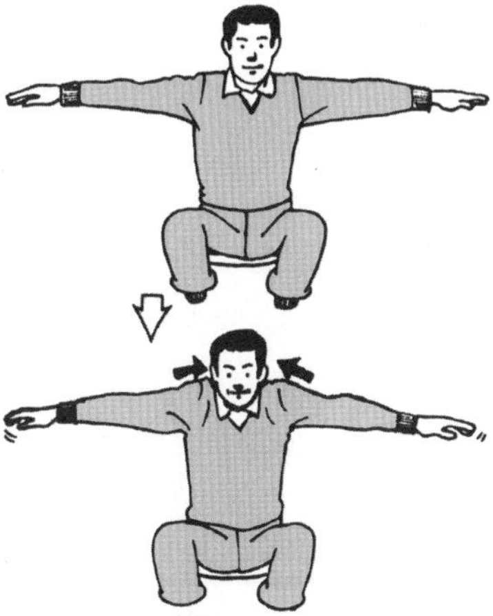
圖147

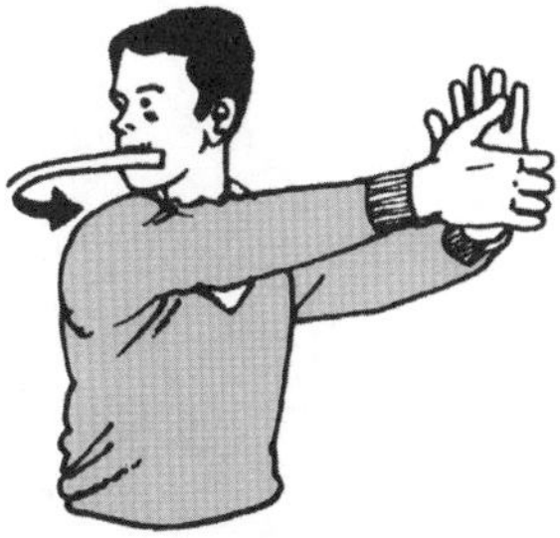
圖146

舉手時要吸氣，以意識力送到「丹田」（圖148）。

②同樣地舉起雙手之後，雙手向上握住拳頭，如爬樹般地用力使身體往上伸展三次。

接著雙拳移到胸前，放開拳頭，雙手也以自然的狀態垂在雙腳側。然後兩腳打開約六十公分，腰部往前彎，雙手垂下，左右各甩動七次，頭部也要跟著擺動（圖149）。

③就寢前躺在床上，屈膝，用雙手抱住腳。儘量伸展腰部，同時頭部往後仰。如此練習七次（圖150）。

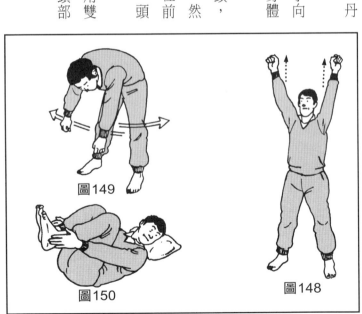

圖149

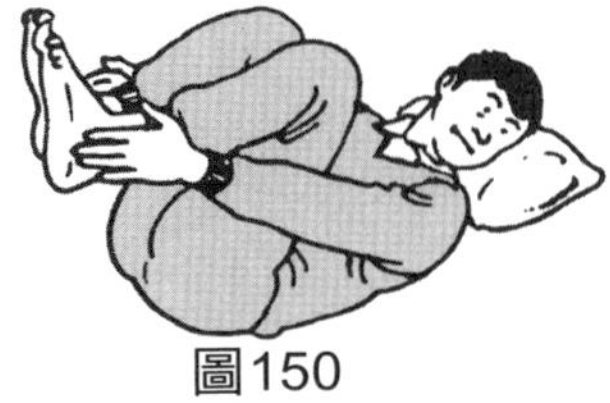
圖150

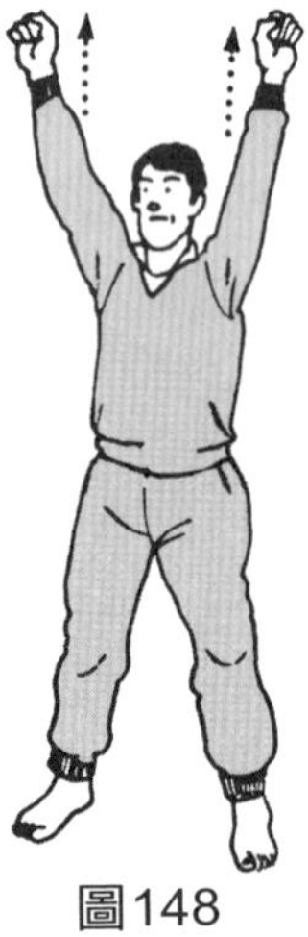
圖148

戒慎精與氣

每天早上睡醒時，千萬不能毛毛躁躁就跳起來。靜靜躺四～五分鐘，使精神安定，調和「氣血」，冥想著「自己已經休息了一夜，已恢復體力，起床後精神爽快，精力充沛，工作效率會提高」，然後配合著吸氣把「氣」送到「丹田」，並由口中吐出「濁氣」後再起床。

睡覺時也不要想著白天發生的事，因為必須心靜下來，身體才能休息。

已婚者也請注意不要頻頻行房。古人所謂「七日來後」意思是七天行一次房就可以，尤其是到更年期的人，要儘量節慾才好。古代養生專家或孫思邈所著《養生保命錄》之類的書籍，都非常重視這一點。

子午鞏固丹田

從前的人認為「丹田」是貯蓄元氣的地方。

如果可能的話，在子午時（凌晨一點過後）和午前（白天十一點前）花幾分鐘，使心緒平靜調整呼吸，把「氣」送到「丹田」。這樣對身體非常有幫助，可以早點恢復精力，並且提高工作效率。

同時，大病初癒，身體虛弱時，或用腦過多，腦袋轟隆做響，或者夜晚突然醒來，腦袋中百事雜陳，一再輾轉而睡不著覺時，都是很令人不安、困擾的。

這時候要仰躺著，放鬆全身的肌肉，調整呼吸，把意識集中在「丹田」一～二分鐘，接著再集中在腳底窩眼處一～二分鐘，如此反覆幾次之後，不知不覺就可以入睡，而且不必耗費精神，就可以恢復元氣。

漱口水三十六次，使血液暢通

①躺著或是心平氣和的時候，調整一下呼吸，在口腔內用舌頭攪動，等到口腔內充滿唾液時，漱口水三十六次，然後配合著吸氣，把意識送到「丹田」。

②稍微靜呆一會兒之後，把腦中描繪的意識，順著「丹田」「會陰」往下移，經過「長強」穴（尾骶骨前端下），沿著脊椎到後腦部，到達「百會」穴之後才吐氣。

如此則陰陽循環了一次。這個方法可以使身體放鬆，血行通暢。

前後運動腰部可治宿疾

①雙腳打開與肩同寬，腳尖稍微內彎，頭部挺直，兩眼正視前方，然後心無旁騖地調整呼吸。

②接著，兩手臂彎曲往上提舉，到達肩膀時，反轉手臂，手掌慢慢地往上壓舉。這時吸「氣」送入「丹田」（圖151、152）。

③然後，屏住氣息腰下彎，以它的反動作使身體做五次前後擺動。儘量要以自然的姿態進行（圖153）。

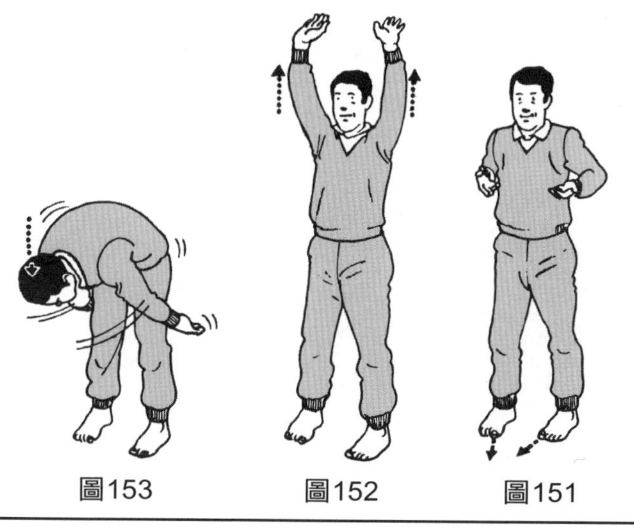

圖153　圖152　圖151

這個運動對於慢性的腎臟衰弱，或腰痛、腳痛、慵懶都具有神效。

鶴龜運動

①挺直腰站好。

②配合著吸氣，雙手往兩側上舉，然後手掌向外翻，有如白鶴展翅欲飛的樣子（圖154）。

③吐氣時，雙手雙腳同時往內側縮，蹲下來如烏龜般地縮脖子（圖155）。

④然後雙手雙腳再伸展開來，站立起來。反覆同樣的動作做七次。動作要緩慢，專心的練習，絕對避免耗費無謂的力氣。

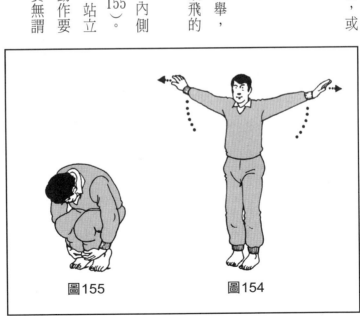

圖155　圖154

長久做這個運動之後，可以治療高血壓或心臟病。

合掌太極返老還童

①腰挺直站好。用意志力將「丹田」中的「氣」送到胸、肩、手腕到手。

②當「氣」佈滿全身，覺得鼓脹的時候，雙手伸到肚前十五公分左右的地方，掌心相對如抱球狀，手指張開。左手在上，右手在下，手掌上下相對（圖156）。

③接著雙手從左腰移到左大腿側，然後雙手上下位置互換，同樣的動作左

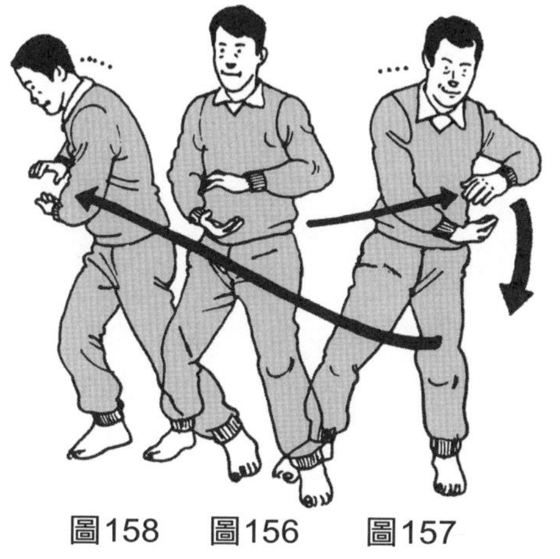

圖158　圖156　圖157

右各做三次（圖157、158）。

④最後，雙手移到肚前，慢慢回復原來的姿勢。同時，雙手的「氣」要回到「丹田」。

練習這個運動，要注意雙肩與手肘下垂時，身體千萬不可用力，練習完畢之後，要告訴自己：「氣」非常充實，「濁氣」已消除，神清氣爽光艷年輕。這麼一來，你一定會覺得自己有如返老還童，年輕了好幾歲。

努力不懈必定健康

《陸地仙經》是否能帶給你好處，全靠自己有沒有熱衷地學習而定。如果在早晚閑暇時練習，疾病自然會痊癒，身體也會變得健壯。

《陸地仙經》是越練習越有效果的健康法，等到熟練之後，要全套運動都做也無妨，視個人需要，取部分章節練習也可以。

第二章

靜功養生術

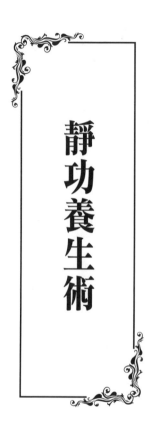

所謂「靜功」是指「靜式氣功」，是人體在靜止的狀態中，調整身體裡「內氣」的一種練習方法。是以站、坐、臥等外表上靜的姿勢配合意念活動和各種高速呼吸的一類功夫。對於維護健康、保持長壽，以及疾病的預防都很有功效。

一、靜坐與呼吸

靜坐，能使大腦皮層的活動趨於鎮靜正常，同時呼吸因練習而得調和，使我們散亂的心念，逐步歸於凝定，凝定則氣和，氣和則血順，不但可以袪病強身，也可以去除主觀的迷妄，獲得心靈的安樂。

靜坐的姿勢

①入坐前先寬衣鬆帶，頭頸正直，但需自然，不可故意挺直。

②單跏趺坐初步：將右腳扳上來，壓在左股下。

③單跏趺坐第二步：再將左腳扳上來，壓在右股上。

④單跏趺入坐：兩手仰掌，以左掌安放在右掌上面，兩拇指相掛，安放在跏趺之上，閉目入坐。

⑤雙跏趺動作：如單跏趺坐，再將壓在左股下的右腳扳上來，使兩腳掌向上。

⑥雙跏趺入坐：與單跏趺相同，兩拇指相掛安掌，閉目入坐。

初學跏趺坐時，必將發生痲木或痠痛，必須忍耐，練習之後，自然漸進於自然。當痲木到不能忍受時，可以兩腿上下交換，或暫時鬆下，等痲木消失後再放上去。

假使能十分忍耐，恁其極端痲木，漸至失去感覺，此後它能反應，自然恢復原貌，經過這個階段，幾次之後，跏趺坐時便不再痲木了。

靜坐的時間，不論早晨、白晝和晚上都可以的。不過有工作的人當以早晨起床後和晚上就寢前各坐一次為宜。

假使每天只能坐一次的人，那麼，以早晨靜坐最好。

呼吸的方法

呼吸的方法有自然呼吸和正呼吸二種。

【自然呼吸】

自然呼吸是源自於身體最深層的呼喚，也叫做腹式呼吸，因為在呼吸時，一呼一吸，必須都能達到下腹部。這是一種非常簡單的呼吸方式，它非常輕鬆舒適，在任何時間都可以練習。

①呼息時，臍下腹部收縮，橫膈膜向上，胸部緊窄，肺底濁氣可以擠出。

②吸息時，從鼻中徐徐吸入新鮮空氣，充滿肺部，橫膈膜向下，腹部外凸。

③呼息吸息，均使其自然，漸漸細長，達於下腹。

④呼吸漸漸靜細，出入很微，反覆練習，久之不知不覺，自己好像無呼吸的狀態。

⑤能做到無呼吸的狀態，雖有呼吸器官，好像不必用它，而氣息彷彿從全身毛孔出入，到達這地步，可以說達到了調息的極功。

【正呼吸】

正呼吸主張呼吸宜細長，宜達於腹部，以及使橫膈膜上下運動等，都與自然呼吸相同。不過呼吸時腹部的張縮，完全相反。因為與自然呼吸相反，所以也叫做逆呼吸。

①呼息宜緩而長，臍下氣滿，腹部膨脹，胸部空鬆，橫膈膜遲緩。

②吸息宜深而長，空氣滿胸，胸部膨脹，這時臍下腹部收縮。

③肺部氣滿下壓，腹部收縮上抵，這時橫膈膜上下受壓逼，運動更為靈敏。

④在靜坐時，呼息和吸息，宜極靜細，以自己也不聞其聲為合宜。

以上兩種呼吸法，有主張吸息比呼息加長的，也有主張呼息比吸息加長的，但根據一般經驗，似以長短相等為宜。

呼吸的練習，宜在靜坐的前後，無論自然呼吸或正呼吸，其共同點如下：

①盤膝端坐，與靜坐的姿勢相同。

②先用短呼吸練習純熟，漸漸加長，最長時每一呼吸約能占時一分鐘，但決不可勉強，務使自然。

③呼吸的氣息，宜緩而細，靜而長，徐徐注入到下腹。
④呼吸時應用鼻，不可用口。
⑤每天清晨可擇空氣新鮮的地方，練習五分鐘至十分鐘。
⑥靜細的呼吸，每天不論什麼時候，隨時隨地都可練習。

二、觀鼻功使視力良好

「觀鼻功」，出自氣功專著《上調心丹經訣》，功效是使精神保持鎮定、呼吸加深、血液循環良好，同時提高視力的一種健康法，對於近視等視力的矯正極其有效。

觀鼻功的做法

①首先使心情靜，集中精神。然後，雙手的食指輕輕按在鼻頭，拇指也輕巧地貼在下顎，其餘的手指自然地交合（圖159）。

②必須集中精神，注視鼻頭的食指二～三秒。

③接著，看一個二十公尺遠的小目標，直到看清楚該目標為止，牢牢地合攏你的焦點（圖160）。

④當焦點對準目標物後，再將焦點移到鼻頭的食指。

⑤如此反覆三～五次算做一遍，休息一分鐘之後，以同樣的要領再反覆三遍。

練習觀鼻功時，必須集中意識，同時還要做深長的呼吸，才有效果，但是，不要過分地強求。若是，注視食指尖太久，反而會使眼睛分離，要特別注意。起初，也許會看不清食指，多練習幾次之後，應

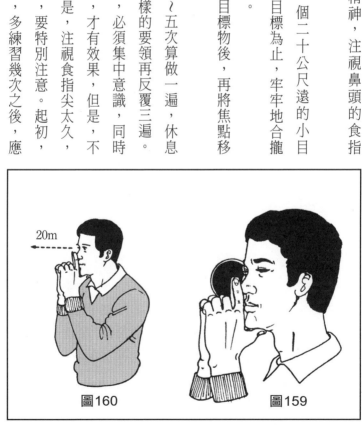

圖160

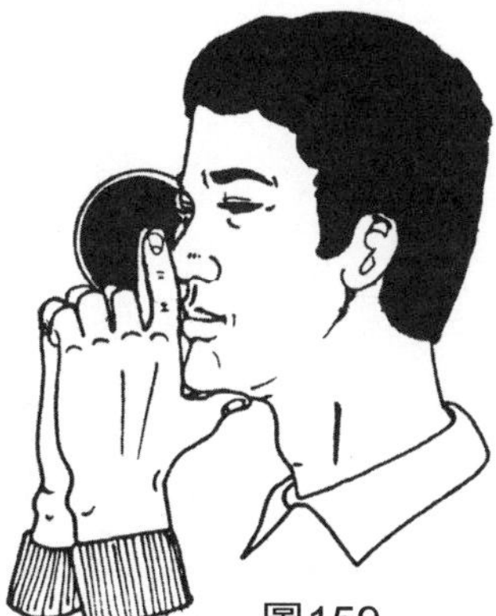

圖159

該就能清楚看見。

隨時隨地都可以簡單地練習這個觀鼻功，不過，必須每天持之以恒。當您習慣這個練習之後，每次做完觀鼻功，在鼻頭上會感到一陣舒服的麻痺感，同時可以消除眼睛疲勞，不久即能恢復視力。

三、用氣功治陽痿

陽痿男性性能障礙的一種，尤其是中年人最常患這個毛病。大多數的患者都會有性慾減退、頭暈、耳鳴、健忘症、失眠症、腰酸背痛、早洩等症狀。

在短期內不容易治癒，這期間會帶給患者嚴重的精神負擔，對健康和日常生活的影響也相當大。

中國民間常採用「氣功」來治療陽痿，而且成效顯著。實施的方法都非常簡單又易記，也沒有副作用。

首先，在練習氣功之前，要先大小便完畢。

練習姿勢和一般氣功的要領相同，坐著、站著都沒關係，不過，姿勢一定要端正，並且依照下列的動作練習。

提肛法的做法

去除雜念，放鬆全身力氣，呼吸應平穩，同時要長又深。舌頭抵住上齶，進入「靜止」的狀態，緩慢地吸氣，以意識將「氣」吞進去，從鼻子經過「膻中」穴，積蓄在「丹田」。同時，慢慢地收縮肛門，把氣從肛門往上升，和下降而來的氣在「丹田」混合。

然後，緩緩地把氣從「丹田」經由「膻中」從鼻子吐出，同時逐漸地放鬆肛門收縮肌，用意識將氣引導出，從「丹田」下降到肛門。

意守法的做法

進入靜止狀態之後，把意識集中在「丹田」。能做到這一點，「丹田」會感到灼熱，並有躍動感，而出現「內氣」集中的現象。這時候，把意識推向「命門」穴（第二腰椎下，肚臍的反側），用意識把「氣」從「丹田」送到「命門」。當「命門」產生熱及躍動感時，接著把意識保持在「會陰」。練「功」完畢之後，再將「氣」帶回「丹田」，自然呼吸三～五分鐘，把手和臉好好地摩擦、按摩一下。然後，慢慢地站起來，活動一下四肢。

這二種「功」，每天早晚要交互各做一次，提肛法以不超過一百次呼吸為範圍，而意守法則自己控制適當的時間。

同時，在練功的期間少做性交，飯前飯後三十分鐘內不要練習。

如果能夠遵守以上的要領來練習，通常一個月左右就能顯現出效果。

四、少林童子功達到忘我的境地

提到「少林寺」，總令人想起它的拳法。不過，少林寺長久秘傳的功夫裏還有一種練精化氣法——「少林童子功」。

這個功夫是清朝末年，住在河南省的楊登雲禪師，傳授給武術家劉伯川，再傳給其弟子萬籟聲（自然門大師）而流傳至今的。這個獨特的鍛鍊法由於可以鍛鍊身體，所以楊禪師活到一〇三歲，其高徒劉伯川也活到九十二歲，當時的人都大為驚訝。

少林童子功能內壯外強，藏而不露，其實施方法有坐式與寢式二種，兩者要每天配合來練習。

少林童子功的做法

【坐式】

雙腳交叉，盤腿而坐。接著，雙手交握，手掌朝下放在腿上，雙眼與口輕閉，上身必須挺直，身體要保持自然、輕鬆（圖161）。

【寢式】

左右任何一邊側臥，雙肘彎曲，用食指塞住耳朵，其餘四指輕握。接著和坐式一樣，雙眼與口輕閉，腰部挺直，身體保持自然、放鬆（圖162）。

二種方法的姿勢都正確之後，接著開始精神的運動。

①首先要儘量使腦中一片空白，什麼都不想，用鼻子呼吸，把心緒集中在「丹田」。由於採腹式呼吸，所以每次呼吸氣的時候，腹部就會一鼓一陷。呼氣時要深且長，吐氣時，從鼻子緩緩送出。

②如此練習一陣之後，「丹田」附近會感到一陣溫熱，這就是腹部所積蓄的「內氣」。好像一股熱流，從下腹部經由「會陰」穴流到背部，透過背肌達到頭頂的「百會」穴。這股熱流還會經過臉部往下流，如同畫橢圓形似地循環。流動的速度很快，甚至感覺這股內氣像順著身體四周的十二條經脈在流動。

③少林童子功必須每天有恒心地持續

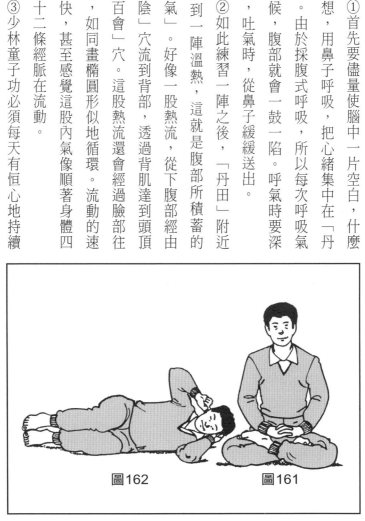

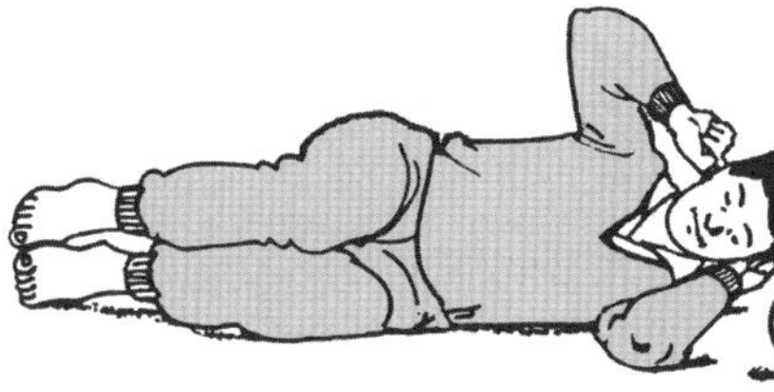

圖162

圖161

練習，早餐前做坐式練習二十～三十分鐘，晚上就寢前做寢式二十～三十分鐘。

當您練到某種程度時，會進入忘我的境界，隨著各人生理狀態的不同，每個人會產生各自的幻覺出來。

五、噏月華法——吸月精氣強壯精力

噏月華法，又叫「觀星望月法」，《雲笈七籤》說：「噏月精，凡月初出時，月入時，向月正立不息八通。仰頭噏月精八咽之，令陽氣長。婦人噏之陰精益盛，子道通。」

凡入水，舉兩手臂，不息沒。

面向北方，箕踞，以手挽足五指，愈伏兔痿、尻筋急。

箕踞，以兩手從曲腳入據地，曲腳加其手，舉尻，其可用行氣，愈淋瀝乳痛。

舉腳，交叉頂，以兩手據地，舉尻，持任息極，交腳項上，愈腹中愁滿，去三蟲，利五藏。

蹲踞，以兩手舉足蹲極橫，治氣衝，腫痛，寒疾。

中國古代的養生家非常重視增強精力，並且謹戒著「從小到老要養精蓄銳，不可一日稍怠」。的確，人一旦上了年紀，精力隨著年齡增長而衰退。不論男女，多半會為精力的減退而煩惱。

因此，各家學說都精心研究如何鍛鍊身體，使耳聰目明、保持精力。

這個「噏月華法」最為簡便又效果神速，而且無副作用，廣為大家所知。

噏月華法的做法

①隨著月亮的圓缺，每個月十三日到十八日，在月亮升起時就開始練習。

選擇能夠清楚看見月亮的地方鍛鍊，最好是在「打掃乾淨，無風安靜的庭園」。這對於住在都市的人而言，也許是苛求，不過，儘量選擇類似的場所。

②盤腿而坐，雙手手掌朝上，在拇指與食指之間交叉。右手的拇指放在左手的生命線上，右手的食指、中指、無名指及小指自然地放在左手背下，輕輕握住

雙手，放在下腹部或者大腿處（基本姿勢純熟之後，雙手自然會緊密握住）（圖163）。

③閉上眼睛，舌頭抵住上齶，背脊挺直同時胸膛收縮，放鬆全身肌肉。做二～三次長吐短吸的呼吸，把胸膛慢慢地擴大之後再自然地呼吸。

④透過眼皮，注視兩膝之間。一會兒之後，會看到一層薄薄的白霧狀，接著有如幻覺般地出現各種色彩。

長時間繼續鍛鍊下去，各種顏色會消失，只剩下白色而已，同時，像霧一樣的東西也變成白色閃閃發亮的銀白世界，然後全身會有一股清爽的感覺，所有煩雜喧

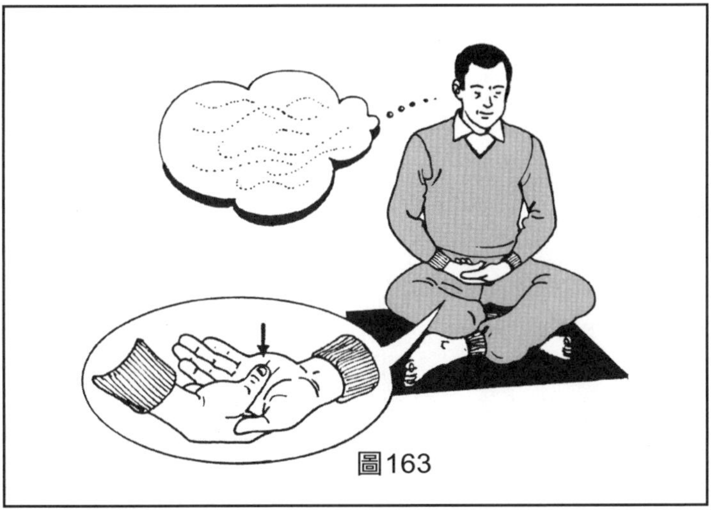

圖163

囂一概丟之腦後。這就是接近清淨無我的境地。

⑤稍微抬起頭，以意識將月光集中到鼻頭。然後，連續做細長的呼吸，漸漸地在舌下會溢出唾液，這時您將察覺口中有一股甘味在擴散。吞下這些唾液，從胸部到「丹田」會有三～五分鐘清爽的感覺。

⑥如此練習一～二個月後，不論有無月光，只要十五分鐘左右，就會自然地在眼前浮現一道發亮的白光，好像和自己的身體合而為一。而且覺得自己有如置身光芒中，全身化做光芒，而達到忘我的境界。

每次練習的時間，剛開始時十五分鐘即可，以後慢慢增加到二十～三十分鐘。當您能夠做到一個鐘頭左右時，可以說已經學會這個功夫了。

⑦停止鍛鍊的時候，要在意識中離開光影。總之，不要把意識集中在光影裏就可以了。

※看見光影的時候，絕不可以意志干擾。最初也許會浮現藍、黑、黃、紅等各種顏色，這都不管，任由它去變化，最後自然地一定會浮現白色的光影。

如果其他的顏色久久不消逝，呼一口氣，就可以把其他的顏色吹散，只剩下一條白色的光影。但是，如果反覆地吹氣，白光反而會變成各種鮮艷的顏色，必須特別留意。

另外，如果浮現一種柔和的紫色時，千萬不要把它吹散。它和白色一樣，都可以使人覺得心平氣和。

※看見光的時候，視線經常會飛向其他景物，所以一定要集中意識。否則好不容易看到的銀白世界，就會像電光一樣閃過眼際消逝而去。結果滿腦子雜念，精神狀態陷入不安，引起頭暈或頭痛，也失去內心的清淨。如此一來，原本希望保持健康、延年益壽，反變得精神疲憊不堪。

六、健身影像法——適度刺激大腦皮質

中國自古傳承下來的「健身影像法」也叫「集意法」，能適度刺激大腦皮質，藉太陽精氣達到回春的方法。是由四明山區童崇武（一八四〇～一九三八）傳給沈壽大師，而流傳至今的。

做法非常簡單，對於各種症狀都有神效，長時間練習也不會產生副作用。

健身影像法的做法

①先在前方設定一個目標，定眼注視一會兒。姿勢坐著、站著都無妨，不過視線必須和地面平行或稍微往下垂。去除雜念，集中精神（圖164）。

②一邊注視目標，一邊慢慢調整呼吸。從鼻子吸取新鮮的空氣，再從口中吐出廢氣，如此反覆三～五次之後，輕輕地閉上雙眼（圖165）。

凝視的目標的殘像會浮現在腦海裏，但立刻變得模糊而消失。

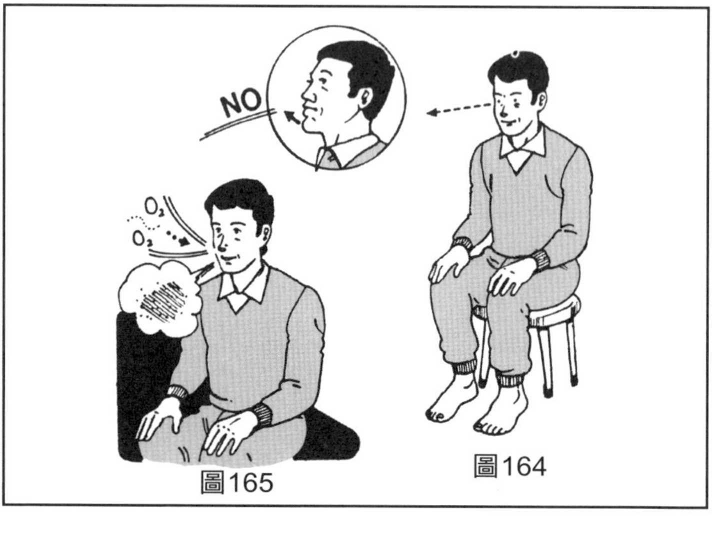

圖165
圖164

③殘像消逝之後，再一邊追想該視覺形象，同時運用「氣功」的要領，連續做深長、細、靜的呼吸。當然，此時要停止思維的活動，不可以想其他的雜事。如果途中被雜念所煩，精神無法集中，或者被周遭事物所打擾時，就輕輕張開眼睛，再看一次原來的目標，去除雜念後再繼續練習。

目標物的殘像停留在眼睛的時間越長越好，能夠達到毫無雜念的境地是最理想的。當然這必須累積長久的練習才可能達到，一朝一夕是無法學得的，剛開始練習的人，呼吸八～九次之後，可以張開眼睛看一看目標物。鍛鍊的時間一般以二十分鐘為限。

④停止鍛鍊的時候，眼睛恢復原來的狀態，做三～五次自然的呼吸之後，用摩擦生熱後的雙手揉搓臉部，並且按摩幾次頭部。

※鍛鍊時，選擇空氣新鮮、日曬良好、乾燥、安靜又清潔的地方。

這個健身影像法可以使聚集在大腦皮質的各種中樞神經機能保持均衡。所以能增強記憶力、治療近視、防止視力的衰退，對於神經衰弱、失眠、多夢症、悸動、健忘症等也有療效。

七、採日精法——吸太陽氣返老還童

吸月華法，可以滋陰，陰曆每月十四、十五、十六日晚上月亮最明亮時，面對月亮靜坐或站立，用口、喉吸氣二十四口，吸氣後將月光芒用意送到丹田。

「採日精法」可以補陽，陰曆每月初一、二、三日太陽初升時，面對太陽靜坐或靜立，開口、喉吸氣二十四口，吸氣後將日光芒用意送到丹田；若口中津液增多，也可將津液隨意一起送入丹田。

古代養生家很重視陽光的好處，所以經常採日精月華，簡單地說，就是我們今天的曬太陽。陽光照射人體時，由視覺和皮膚感受器，作用到中樞神經，再由反射以調整各組織器官的功能，產生不同的作用。

這個方法對老人尤其具有神效，古書《黃庭內景經》中寫道：「日月精氣救老殘。」在《雲笈七籤》一書也提及：「日出、日中、日沒時分，面對太陽站立，吸九次太陽的精氣與光熱，可以精氣百倍。」

而且，《易筋經》上也記載著：「太陽的精氣生化萬物，吸此精氣，人皆成仙，萬病不生，實足有益。」

採日精法的做法

①選一個風和日麗、晴空無雲的日子鍛鍊，夏天要趁早，冬天可以在晚一點的時間練習。練習的場所最好是樹木繁生的庭園，或者是河邊，可以避風、日曬又好且安靜的地方。

②隨個人體質的強弱，姿勢可站也可坐。一般是面向東方，盤腿來練習。

③坐著的時候，兩肩稍微聳起，其餘部位則呈自然狀態，不需要伏下身或仰起頭來。背或腰不可以彎曲，但也不能呈僵硬狀，胸膛放鬆，不過肩窩與乳頭之間的三角地帶要稍微內縮，和太極拳中「含胸拔背」的姿勢類似。

④雙手手掌朝上，右手放在左手上。兩手的拇指以微觸的程度朝向手掌的中心，貼住肚子。

⑤盤腿的姿勢定形之後，兩眼半開，集中精神。一會兒之後，在眼前應該會

出現一條黃金般的光芒。

這時，如果雙眼開得太大，會出現白色的光芒，如果開得太小，又會出現橘色的光芒，這二種都不是好現象。

當光芒閃閃發亮的時候，如果能夠專一心志地集中精神，您的心結和光會合為一體。

⑥然後，臉稍微抬起，令自己感覺微熱地把鼻頭朝向太陽，讓日光照射。調整呼吸，自然地慢慢吸氣，把光與熱吸進「丹田」。

⑦採納光的時候，舌下會溢出唾液，這時可以一口一口地吞下去。過十五分鐘左右，應該會感到精氣澎湃。

練完一遍之後，胸膛內的寒氣會消逝殆盡，感到一陣春天般的暖意，達到安樂陶醉的境界。

練習「採日精法」一個月左右之後，肚子的上方會感到微微發熱，脾臟和胃將變得健康，使得食慾增加，感覺菜餚可口，米飯也更為香甜。如果持續鍛鍊並用意識力把熱氣送到肚子，會使您如置身在溫泉般的溫暖。

但是，長久每天練習，會覺得相當的熱，只要減少採光的時間與次數，就可以恒久地持續效果了。

八、睡眠十忌

人為何睡覺，其以生理學的研究目前仍沒有明確的結論。一般人必然以為是「為了儲備明日的活力」。事實上，如持續睡眠狀態的話（時間上有個人差異），將失去活力，甚至身體各部位引起障礙。

美國格雷·巴瑪博士，談到睡眠的重要性時，說：「從二十五到七十歲之間，一般人睡了十五年。倘若睡眠不足，則將打敗仗，神經過敏的病人發瘋、妻子失去丈夫。」

舒舒服服地睡，不同於惰眠，為了健康確確實實地睡，換言之，就是積極地活著的人生姿態。這是正確的人生觀，儘管世上不如意這麼多，人生的痛苦這麼多，既然生下來，就得面對現實。為了擁有此種戰鬥精神，也必須先確保健康的身體。

正如同飲食上有許多的禁忌一樣，睡眠也有許多禁忌，睡眠的好壞和身體的健康有密切的關係。

古人將有關睡眠的許多注意事項加以整理，稱做睡眠十忌。

1.不可以仰躺著睡

身體側臥，曲膝來睡。如此才不致散失精氣，睡醒後開始活動，血氣才會旺盛。

仰躺著睡覺，身體過於挺直，無法全身放鬆。而且，手往往會不自覺地放在胸前，導致容易做惡夢，甚至會影響到呼吸以及心悸。

2.睡眠不可憂思

睡覺時必須只想著睡覺的事，不可以胡思亂想。

「先要心睡，才能眼睡。」這句古訓是指導人睡眠的重要關鍵。如果上床之後，盡想著白天發生的事，或者過去、未來等等瑣碎的事，會令您焦慮不安，不僅造成睡眠不足，還會比白天更加疲憊。

3.睡前不可發怒

古人有言：「怒使氣沖天，喜使氣緩和，悲使氣消沈，懼使氣喪失。」舉凡感情的變化，均會使血壓失去平衡、睡眠不足，甚至生病。所以，睡前不僅不可以發怒，還必須儘量保持情緒安定。

4.睡前不可進食

睡前進食，不僅增加胃腸的負擔，而且不易入睡，對身體也不好。尤其更不可以上了床還用食。如果睡前覺得肚子餓，應該於進食之後休息一下再入睡。

古人教諭我們「早餐越早越好，午餐越飽越好，晚餐越少越好」，確實是一句值得身體力行的名言。

當然，有時候會因某些因素使人在睡眠前用食，這就另當別論。總之，應避免養成睡前進食的習慣。

5.不可邊睡邊聊天

中醫學上認為，人一躺下來，肺部即收縮，因此，在這樣的狀況下聊天，會使肺部造成極大的負荷。而且，睡前聊天會使情緒興奮，思考活潑，更不容易入睡，甚至會造成睡眠不足。

6.不可邊睡邊注視光

躺著注視光時，會使精神不安定，輾轉難入睡，眼睛發亮睡不著。

7.不可張口睡覺

唐代名醫孫思邈有言：「夜晚躺著時要經常閉口。」這是守住精氣最好的辦法。

開口呼吸不僅不衛生，肺部還會受冷氣或灰塵的刺激，胃內也會吸進冷空氣，有許多的缺點。

8.睡時不可以覆蓋臉

覆蓋住臉除會造成呼吸困難，還會吸進自己呼吐出的大量二氧化碳，對身體非常不好。

9.床鋪不可以對著風

古人認為風乃是百病之源。

人一旦進入睡眠狀態，對環境變化的適應力就減低，所以容易染上感冒等症狀。

宋代溫革所著《瑣碎錄》這本古書上記載：「床鋪不可對著風，頭部不可對著風，背部對著風會生咳，肩部對著風會手痛。」

10.睡時不可近熱

躺下時若頭部對著火爐，熱氣會使頭部感到沉重、眼睛發紅，或者造成腫脹或瘡疤，同時容易感冒。

《瑣碎錄》上說：「對腦不好，因此頭部不可近火。」

而且，有時會因為溫度過高，稍不注意就燒到棉被，以致半夜驚醒反而容易感冒。

頭頸部側面經絡穴位圖

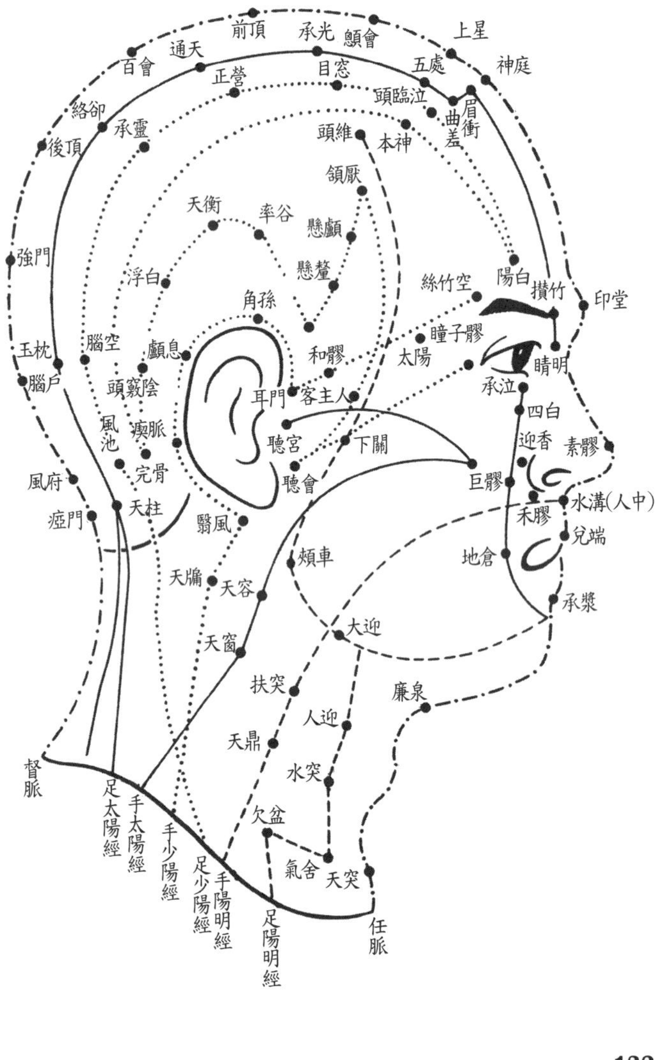
前頂
承光
顖會
上星
百會
通天
正營
目窗
五處
神庭
頭臨泣
眉衝
曲差
絡卻
承靈
後頂
頭維
本神
頷厭
天衝
率谷
懸顱
強門
懸釐
浮白
絲竹空
陽白
攢竹
印堂
角孫
瞳子髎
玉枕
腦空
顱息
和髎
太陽
睛明
腦戶
頭竅陰
耳門
客主人
承泣
四白
風池
瘈脈
聽宮
下關
迎香
素髎
完骨
聽會
巨髎
風府
天柱
水溝(人中)
瘂門
翳風
禾髎
兌端
頰車
地倉
天牖
天容
承漿
大迎
天窗
扶突
廉泉
人迎
天鼎
水突
督脈
欠盆
足太陽經
手太陽經
手少陽經
足少陽經
手陽明經
氣舍
天突
足陽明經
任脈

人體正面經絡穴位圖

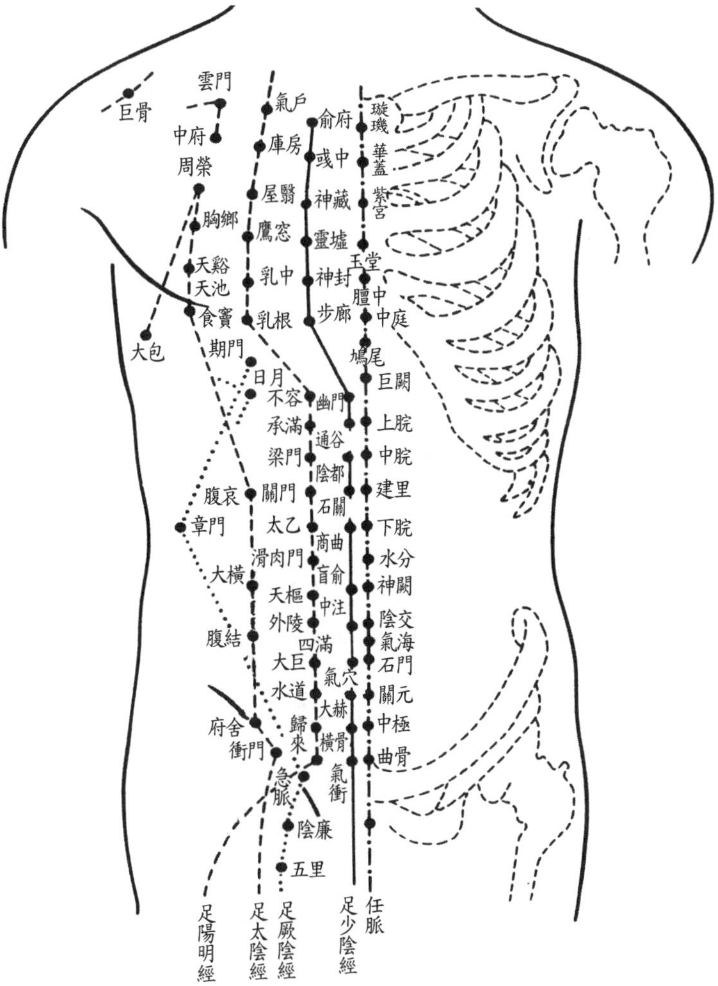
巨骨
雲門
中府
周榮
胸鄉
天谿
天池
食竇
大包
期門
日月
腹哀
章門
大橫
腹結
府舍
衝門
急脈
陰廉
五里
氣戶
庫房
屋翳
膺窗
乳中
乳根
不容
承滿
梁門
關門
太乙
滑肉門
天樞
外陵
大巨
水道
歸來
氣衝
俞府
彧中
神藏
靈墟
神封
步廊
幽門
通谷
陰都
石關
商曲
肓俞
中注
四滿
氣穴
大赫
橫骨
璇璣
華蓋
紫宮
玉堂
膻中
中庭
鳩尾
巨闕
上脘
中脘
建里
下脘
水分
神闕
陰交
氣海
石門
關元
中極
曲骨
足陽明經
足太陰經
足厥陰經
足少陰經
任脈

人體背面經絡穴位圖

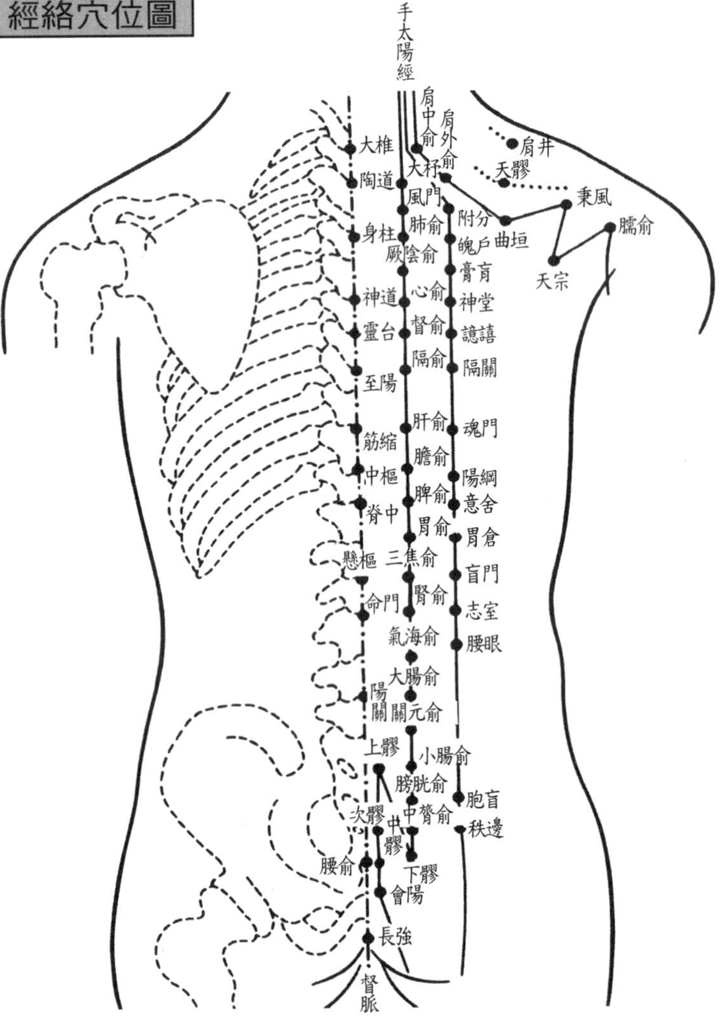

手太陽經
肩中俞
肩外俞
大椎
大杼
肩井
天髎
陶道
風門
秉風
附分
身柱
肺俞
魄戶
曲垣
臑俞
厥陰俞
膏肓
天宗
神道
心俞
神堂
靈台
督俞
譩譆
隔俞
隔關
至陽
肝俞
魂門
筋縮
膽俞
陽綱
中樞
脾俞
意舍
脊中
胃俞
胃倉
懸樞
三焦俞
肓門
命門
腎俞
志室
氣海俞
腰眼
大腸俞
陽關
關元俞
上髎
小腸俞
膀胱俞
胞肓
次髎
中髎
中膂俞
秩邊
腰俞
下髎
會陽
長強
督脈

第三章

健身按摩

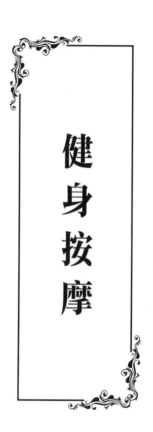

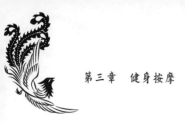

《黃帝內經》是我國古時代醫事活動和經驗的一部醫學典籍。《黃帝內經素問・血氣形志》云：「經絡不通，病生於不仁，治之以按摩醪藥。」十分明確將按摩列為首選療法，同時也指出經絡不通是疾病的根源。

在長期的按摩臨床中，對穴位的穴性研究不斷的深入，醫生們發現只要按摩很少的穴位，甚至精簡到只需按摩一個穴位，同樣可以獲得極為滿意的療效。

「健身按摩」是根據中醫學的經脈理論，採用中國傳統的導引按摩術而來。藉著對身體各部的按摩與指壓，對慢性疾病的治療，健康的增進有很大的助益。

一、刮背療法——提高內臟機能

按摩是全人類最古老的醫療方法之一。按摩背部來治病、保持健康的傳統「刮背療法」，如今，在民間仍廣為流行。

刮背療法的操作法

①為預防按摩造成背部皮膚的損傷，先在背部塗上一層薄薄的清涼油或驅風油（類似面速利達母膏）。

②用一根牛肋骨在背部由上往下連續按摩。小孩或皮膚比較柔嫩、脆弱的人，可以用手掌按摩（圖166）。

③先由背骨的兩側按摩，再往手肘裏側或膝蓋內側按摩（圖167）。

④用力的程度，先由輕再慢慢用力，直到皮膚呈現紫色或紅斑點時才中止。

這些斑點大多不容易消失，如果

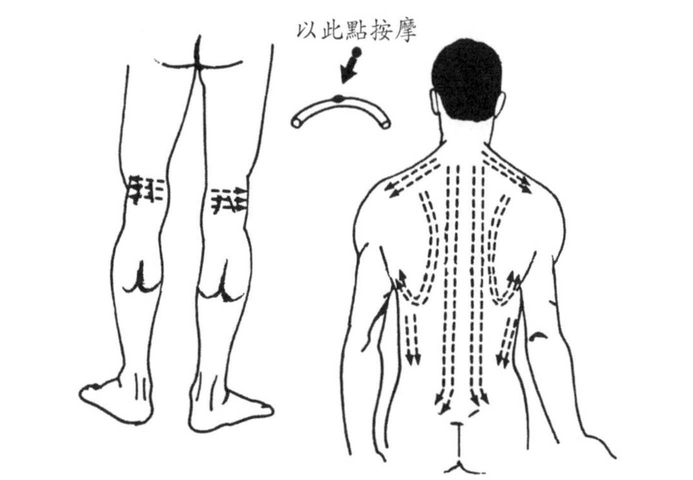

圖167　圖166

有人立刻就消失，證明他的病況非常嚴重，必須再按摩，直到這些紅斑不會立即消失為止。

⑤按摩完後，用生薑與洋蔥煮一些湯飲用，出了汗後，稍微躺著休息。

這個刮背療法可以放鬆全身，改善因為長久姿勢不良，容易造成血液不疏通的症狀，對於中暑、流行性感冒具有奇效。對各種內臟疾病也有輔助性的治療效果，又不具副作用，可說是促進身體健康的最佳按摩法。

關於按摩背部所產生的效果，其理論根據，以下面二說最為有力。

其一是，人體背部的皮膚下層有一種非常神奇的免疫組織，但因為人體的四肢很難觸及到背，使得這個免疫組織中的免疫細胞處於休止狀態。換言之，藉著對背部的按摩，可以刺激免疫細胞、促進血液的循環，使免疫細胞隨著血液的流動散佈全身，發揮其消滅病毒、細菌的作用。

另一個學說是，背脊的兩側有二道經脈，那裏聚集了五臟六腑的穴道。因摩擦刺激而在皮膚上出現的紅斑點，乃是血液循環通暢、內臟機能控制良好，對疾病治療產生效果的證明。

二、維持健康的自我導引按摩術

「自我導引按摩術」是傳統的按摩法之一，在身體的某固定部位，每天自己按摩一、二次，不但能治療輕微的慢性疾病，還可以維持健康。

操作方法和氣功的根本原理相同，放鬆全身肌肉，集中所有的神經以意志力來引導「氣」，所以才稱作「自我導引」按摩術。

頭部的按摩術

用右掌貼住額頭，左掌按住後腦部的「風池」穴按摩。交換手，左右各按摩八十次。按摩時要意識地放鬆力氣，注意用雙手手掌輕柔地按摩（圖168）。

臉部的按摩術

將摩擦生熱後的雙掌貼在臉部下方。雙手的中指對著「迎香」（鼻子外側）

穴，往上從「睛明」穴到額頭來按摩。接著雙手分為左右，經過額角往下移，食指經過「耳門」穴，再回到原位。如此反覆三十六次（圖169）。

耳朵的按摩

手指貼住後腦部，雙手覆蓋住耳朵，食指放在中指上。然後食指一邊用力，從中指上滑下，輕輕敲擊後腦部，這時會聽到「咚」「咚」的聲音，古人稱之為「鳴天鼓」。反覆做三十六次（圖170）。

「鳴天鼓」是我國流傳已久的自我按摩保健法，意即擊探天鼓。

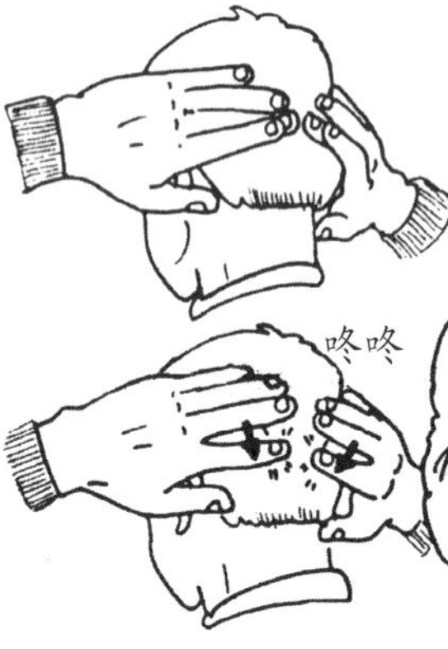

圖170

圖169

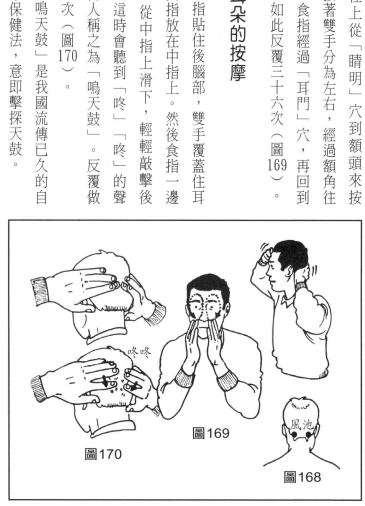

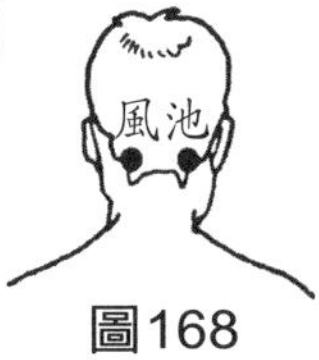

圖168

牙齒的按摩術

閉上嘴，上下牙齒輕輕地咬合叩齒。如此做三十六次。

腹部的按摩術

首先將右手手摩按住下腹部，在肚臍附近以順時鐘方向按摩三十六次。接著用左手以反時鐘方向按摩三十六次（圖171）。

腰部的按摩術

雙手摩擦生熱，貼在「腎俞」穴上，上下按摩約八十次。就寢前練習

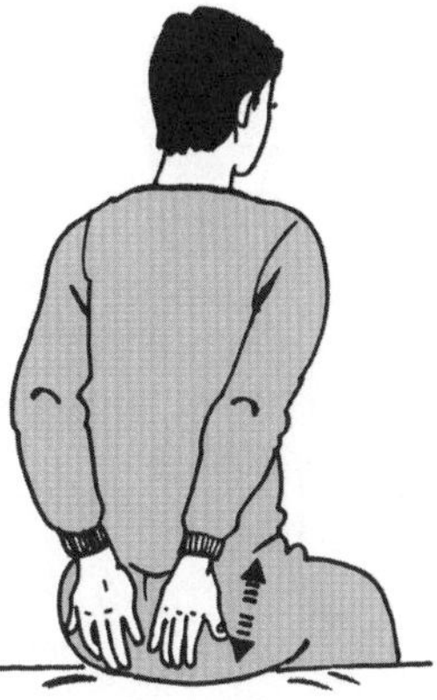
圖172

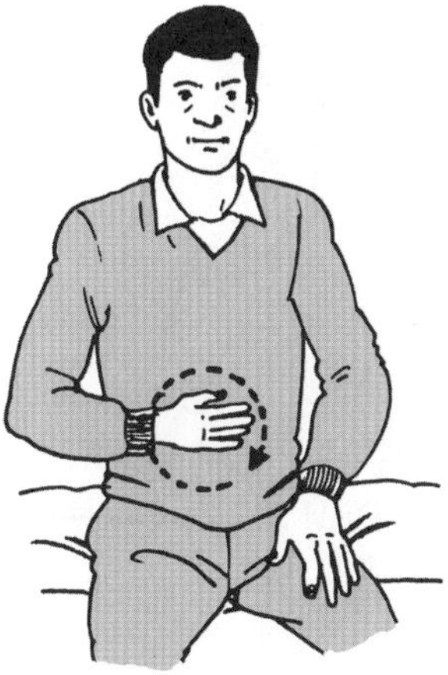
圖171

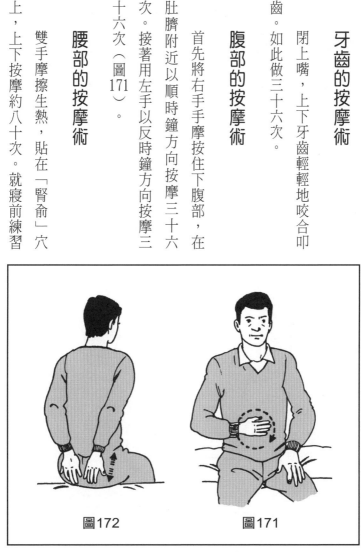

最有效（圖172）。

尾骶骨部的按摩術

按摩尾閭，即用按法和摩法在尾骶骨部操作，古人稱為「摩按魚尾」。先使用右手的食指、中指、無名指，在「尾閭」穴上做三十六次按摩。接著用左手做同樣的動作（圖173）。

腳底的按摩術

左腳放在右膝上，用左手握住腳踝，右手手掌在湧泉穴上按摩約八十次。換腳，以同樣方式按摩（圖174）。

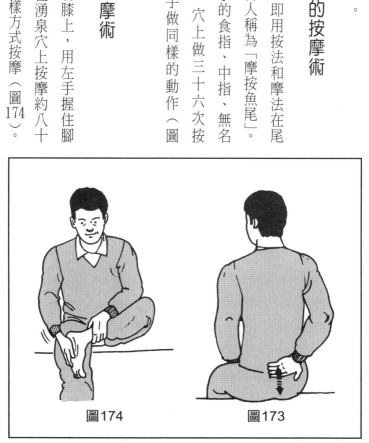

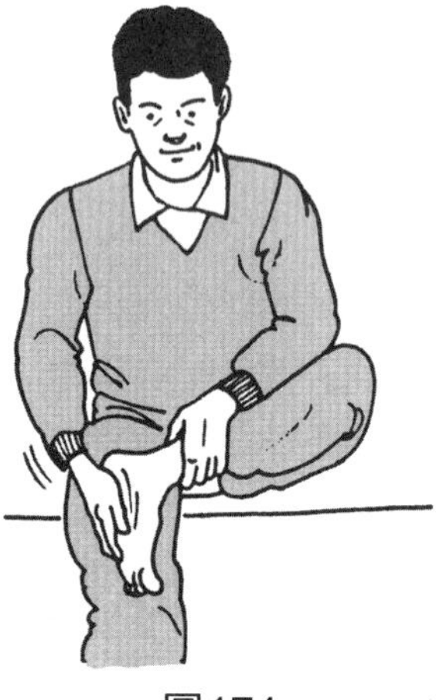

圖174

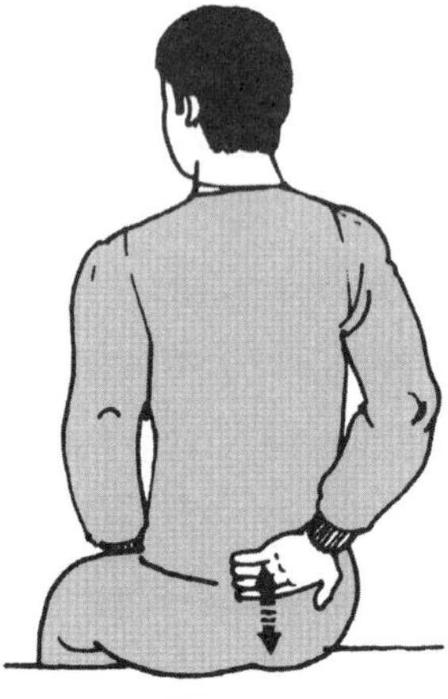

圖173

三、指壓可治小孩的胃弱

食慾不振、消化不良、臉色蒼白、長不胖、毛躁易哭、沒精神、便秘又下痢……，這些都是小孩胃弱的徵兆。如果您的孩子有這些類似的症狀，就要注意可能是營養失調所造成的消化系統的慢性疾病。

這時候，做父母的當然要審慎地以食物或藥物來治療，在此也為您介紹既簡單又有效的指壓，大家不妨試試。

指壓是我國傳統的民間療法，可以使神經中樞恢復正常，促進內分泌機能，使血液循環通暢、促進新陳代謝。

指壓的做法

①讓小孩俯臥。

②以食指和拇指按揑皮膚，從尾骶骨往「大椎」穴（與肩平行的地方）連續

按摩三次（圖175）。

③第四次到六次的按摩方式是按二次捏一次。

④然後用雙手的拇指按摩腎俞穴，再往外側按摩三次（圖176）。

⑤最後，用手掌在脊椎處由上往下，按摩至皮膚微微發紅。如此按摩五～二十次就足夠了。

※以上的指壓，每天早餐前或就寢前做一次，六天為一循環。如果未達效果時，三個星期後再試一次。

同時，在做這項指壓治療時，避免讓小孩食用扁豆或酸性食品。

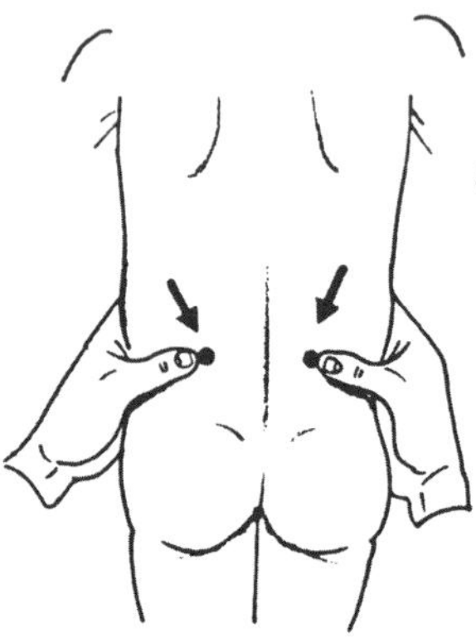

圖176

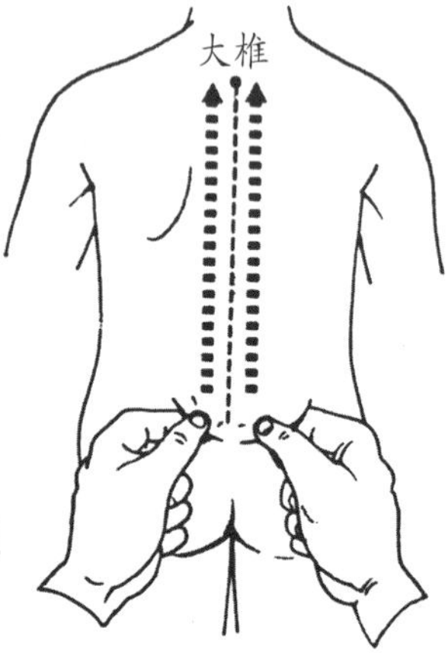

圖175

四、按摩預防感冒

常言道「感冒是萬病之源」。但是要預防感冒卻非常困難，事實上好像還沒有一套萬全的辦法。

據說從前有一位漢醫經常感冒，有一次他試了一個民間的療法，此後十九年間未再得過感冒。於是他把這個方法介紹給許多人，效果非常好。

它的做法非常簡單，用任何一手都可以，以拇指和食指在風府和人中兩個穴道各按摩二十次就可以預防感冒（圖177、178）。

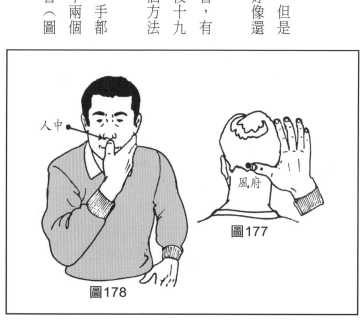

圖177

圖178

當然，這必須當作每天的習慣來做，最好的季節與時間如下。

①每天在換穿睡衣之前，或早上起床穿衣之前（尤其在寒冷的季節）。

②從室內走到室外之前（尤其是冬天從溫暖的室內走到戶外之前）。

③一年二十四個節氣的前一天，或者氣候由暖轉涼的時候。

這個方法可說是一種自我按摩療法。

人中穴位在鼻子與上嘴唇之間，離鼻子三分之一的地方，是一個「緊急穴道」。風府穴位在後腦部下陷的地方，被稱為是風寒進入的門戶，因此，是預防與治療感冒的一個要點。

按摩這二個穴道可以產生局部的「生物電」，而使血液循環順暢，產生抵抗力，對感冒的免疫力增高，達到預防的效果。

五、鐵襠功使男性展雄風

身為男性，當然都希望在女性面前表現一副雄赳赳、氣昂昂的威風。但是，仍然有不少男性因性器的萎縮與早洩感到煩惱。

為幫助這些人，也為了想更青春健康的人著想，建議大家練習「鐵襠功」。鐵襠功的「襠」，指的是褲底，因此，所謂鐵襠功便是「雙腳之間（性器）的鍛鍊」。做法有很多種，但都以刺激睪丸為重心。

睪丸具有分泌男性荷爾蒙以刺激性器官（譬如睪丸、輸精管、射精管、精囊、前列腺、陰莖），促進其正常發育，維持其成熟狀態的功能，甚至還影響到鬍鬚等男性性徵。不僅如此，它還有促進某種新陳代謝，幫助肌肉發育的功能。

使用男性荷爾蒙的治療法廣為大家熟知，但是意外地被大家忽視的，卻是經由鍛鍊製造荷爾蒙的睪丸也可以治療疾病。

經常鍛鍊睪丸，可以增強生理機能，並提高體內分泌荷爾蒙的能力。

長年鍛鍊下來，不僅可以改善睪丸的機能，使陰莖等性器官強壯，性能力與精力倍強於人，還能自由地控制自己的性慾，甚至有助於性器的萎縮、或早洩的治療與預防。

以下即簡單地介紹幾種容易學習的鐵襠功。

鐵襠功的操作法

【方法一】

①雙手摩擦生熱，右手握住睾丸，左手小指指著陰毛邊緣。

②雙手稍微用力，右手按摩睪丸及陰莖，左手則從下腹部按摩到肚臍附近，一百次。

③接著雙手交換，也同樣按摩摩一百次。用力的方法是，先輕輕施力再慢慢地加強，次數儘量達到二百～三百次。練習的次數因人而異，只要自己覺得恰當就可以。

【方法二】

雙手摩擦生熱，揉搓睪丸及陰莖一百次。

揉搓的方法是，首先用雙手夾住局部，如搓繩子的感覺，當右手往下搓時，左手便往上搓，而右手往上，左手則往下，適當地加點力量揉搓。

【方法三】

雙手夾舉睪丸與陰莖，稍微用力，上下各按摩三～五次。

【方法四】

用手指按摩睪丸之後，右手手背疊在左手上（相反亦可），以交疊的手掌按住下腹部按摩二十～三十次。

此外，練鐵襠功的注意事項列舉如下。練習之前，請務必仔細研讀。

①適合這個練習的人……性器萎縮、早洩、年紀大身體虛弱的人。

不適合這個練習的人……未婚的青年。

②練習時間

早晚，在床鋪上練習最適宜。

③練習時的注意事項

用力的程度與次數如前所述，不可操之過急，要循序漸進。練習後，覺得疼痛或不舒服，便是運動過量。

但是，就次數上而言，當練習到某種程度之後，增加到二百～三百次是沒有關係的。

如果在練習中陰莖勃起也無妨，請繼續練習。

④經常保持陰部清潔

為預防發炎，陰部要經常清洗，同時雙手也要保持乾淨。

⑤遵守古來明訓

練習者要謹記自古的明訓「不發怒」「節慾」。

每天動輒發怒的人，練習將毫無成效。同時要節制所有的慾望。尤其是色慾，一旦過劇，精力會衰退，也容易患病，更嚴重的還會導致死亡。

六、增強精力防止衰老——養腎法

任何人都會年老。頭髮變白、牙齒脫落、重聽、眼花、腰、背挺不起來。

中醫學認為精力和人的壽命有非常密切的關係，精力的衰退即是老化的開始。中國歷代醫者的養生理論都非常重視這個論點。

在此介紹的「養腎法」中的「養」，是指「不藉助藥物，自我鍛鍊……」的意思，且「腎」在此並不特指「腎臟」，而是意指性方面的精力。

為永遠保持年輕，請您也試試養腎法的功效。

自己可以做的按摩

①指梳按摩

每天早上睡醒的時候，以雙手的手指當作梳子，從髮際到後腦部做按摩。做一二〇次。

如此可以眼清目明，不容易感冒，同時還能防止掉毛。

②眼部整燙

當然不是指真正的整燙。雙手指尖摩擦生熱，再用手指有如燙斗似地覆蓋在眼部，從內眼角往外眼角擦按十四次（圖179）。

可以預防眼疾，並且使視力良好。

③按摩耳部

用兩手搓揉耳朵外側。

要領是用拇指與食指抓住耳垂，拇指由下往上搓，食指的位置可隨拇指的搓動移動（圖180）。

也可以用雙手在耳朵上做上下的搓揉。

任何一種方法都不拘次數，只要耳朵發熱就可停止。

自古以來，這個運動就用於彌補精力的衰退，以及預防耳朵的重聽。

④口部運動

早上起床，先呼吸新鮮的空氣。然後舌頭抵住上齶，上下牙齒輕輕咬合叩齒三十六次。如果口中溢出唾液，就把它吞下去。如此可以強健牙齒，增強精力。

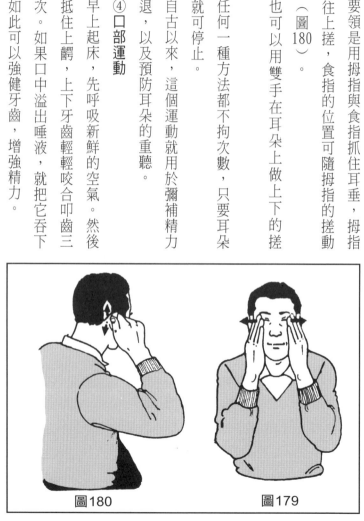

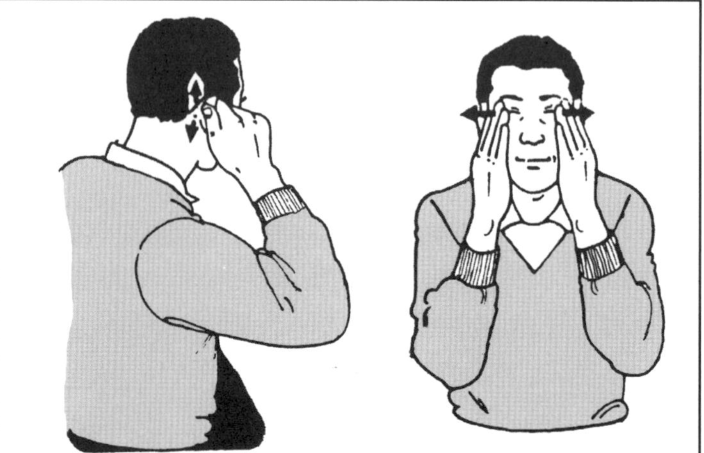

圖180　圖179

⑤按摩腰眼

雙手摩擦生熱，按摩「腰眼」（腰部穴道），這個穴道在第四第五腰椎的外側。等到皮膚感覺一陣發熱就停止。每天持續地做，對於精力減退、腰痛、耳鳴、眼睛模糊等症狀具有神奇的效果。

⑥湧泉按摩

仔細看看腳底，在中心位置有一個凹陷處，這裏就是湧泉穴。每天按摩湧泉穴至生熱為止，早晚各一次。

對於眼花、心臟的悸動、失眠症、腰痠、腳軟等具有驚人的效果。

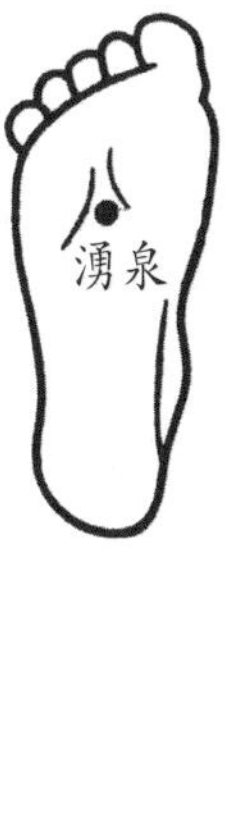

性生活要適當

每個人的性慾不同，性行的次數也隨之而異。這是很自然的，一如每個人對飢渴、疲勞、喜樂、欲求不滿的反應方式都有程度上的差異。

正確把握性生活，非常重要。但若說性生活是維繫夫妻感情的主力，根本不符實情，實際上，夫妻感情好，重要的並非性行為的頻繁，而是欲求的一致。

專家一致認為，最高的技巧就是毫無保留的愛情，因為它能促使雙方獲得快感。性交中，唯有專注、互相關切、彼此密切配合，才能獲得最好的結果。

性交令人喜悅，是神所賜最珍貴的禮物，但是過與不及，都會有不良的結果。尤其是未婚男性要儘量避免遺精的發生（在正常狀態下的夢遺並不足憂慮）。結婚之後，也不要行之過度。不僅是男性要戒慎，女性也一樣。

我國自古有一句明訓「強力入房則傷腎」，意思是「精疲力倦時又強行行房，會敗壞腎氣」。精力耗盡之時，會有頭暈、耳鳴、健忘、手腳痠軟、氣力減退等腎氣虛弱的症狀產生。

在此為大家介紹不必找醫生，可以自己操練的簡單遺精防止法及增進性機能體操。

①局部縛住法

準備一條質感柔軟的細長布塊，做成小小的布袋。把生殖器（睪丸及陰莖）完全放入該袋中，在袋口加上細繩，縛住在腰際，使其固定。用意是不要讓性器隨意亂動，同時支撐性器的重量。

②**塞穴法**

用手指觸摸就可以發現，在肛門的前方有一個凹陷的地方。每天用手指在這個凹穴的前後用點力按摩一百次，不限早晚，想起時就做，效果顯而易見的。

③**揉腰功**

先將兩手掌互相搓熱，再以兩熱手隔衣在兩側後腰部上下交替地按摩各三十六次。

④**摩腹功**

將兩手掌互相搓熱，先用左手手掌沿大腸蠕動方向繞臍作圓圈揉摩，即由右下腹至右上腹、左上腹、左下腹而返回到右下腹。如此反覆按摩一百圈。

再將兩手搓熱，採用上法但用右手揉摩丹田（臍下三寸）一百次。將兩手搓熱，右手按在左手背上，用左手掌心在臍周圍，順時針方向轉摩三十六次。或者順時針方向揉摩腹部，左右手交替轉摩，各二十四～三十六次。

⑤**大腿運動**

椅子坐二分之一，兩膝之間夾著軟球，然後用力強壓，這種姿勢保持七秒鐘，連續做四、五次。

接著站起來，兩腳張開成三十度角，重心放在腳跟，腳尖儘量朝內，再朝外。這種旋轉動作必須連續做四、五次。休息以後，再做四、五次完整的動作。熟練以後，可逐漸增加次數。

七、洗澡時的刷身按摩法

自古流傳下來的按摩法中，有一種「刷身按摩法」。就是用毛刷或乾絲瓜囊刷身，加速氣血運行，讓皮膚的微絲血管大量排出毛細孔內的廢物。

做法非常簡單，只要用柔軟的刷子或者沾滿冷水的毛巾，在手腳、胸、背等處的皮膚用力摩擦即可。

摩擦的方向最好順著靜脈流動的方向，即由腳尖末端往心臟的方向摩擦，胸部由兩側往中央集中。肩與背，用平常洗澡的方式就可以（圖181、182）。

用力的程度因人而易，當皮膚感覺微熱而泛紅時就要停止。初學者宜先用乾毛巾擦拭一次，讓皮膚先習慣外來的刺激較好。總之，要注意避免傷害到皮膚。

夏天用沾水的刷子輕輕地做冷水按摩，應該是一種享受！

若能一天一次不間斷地刷身按摩，血液循環會變得良好，也會使您的肌膚變得柔軟富有彈性而且帶有光澤。此外，它還能幫助胃腸的消化，促進新陳代謝的能力，並防止皮膚老化。

如果能在局部（性器）做按摩，也可以增強精力。若按摩頭部皮膚，則可預防脫髮。

根據最近的研究，用刷子或乾毛巾按摩背部，對癌症的預防也有幫助。

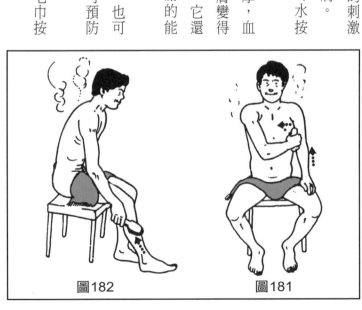

圖182

圖181

八、能延命長壽的保健灸

自古以來，人們就利用針灸來治療、預防疾病，而且還藉此來達到延年益壽的目的。

春秋戰國時代，《黃帝內經》書中就有關於針灸的記載。到了唐代，艾灸術非常的盛行，因此長壽的人也增多了。據說唐代的名醫如孫思邈等，平時即常做「保健灸」，故一百歲時還能爬山越嶺。

近年來，在現代醫學的實驗上，或者從臨床的觀察所得，證明針灸確實可以促進人體的新陳代謝，使血糖、紅血球、白血球增加，提高免疫力、刺激神經、消除發炎，並且有鎮痛的效果等。

灸的主要穴道是足三里與肚子上的關元穴。足三里的別名叫強壯穴或長壽穴，在膝蓋下三寸的地方。關元穴在肚子的中央線上，肚臍下三寸的地方（圖183、184）。

灸的做法：每晚睡覺前，在艾幹上點火貼近穴位，要保持一定的間隔。約十分鐘左右，使穴位不致於灼傷而感覺熱，同時皮膚呈現粉紅色時就可停止（圖185）。

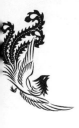

九、降壓按摩操

患有高血壓或動脈硬化的人，最常產生的症狀就是頭暈、頭痛、耳鳴、心口悶等。

「降壓按摩操」便是藉著局部按摩與刺激「經脈」的穴道，使這些症狀緩和，而讓血壓下降。

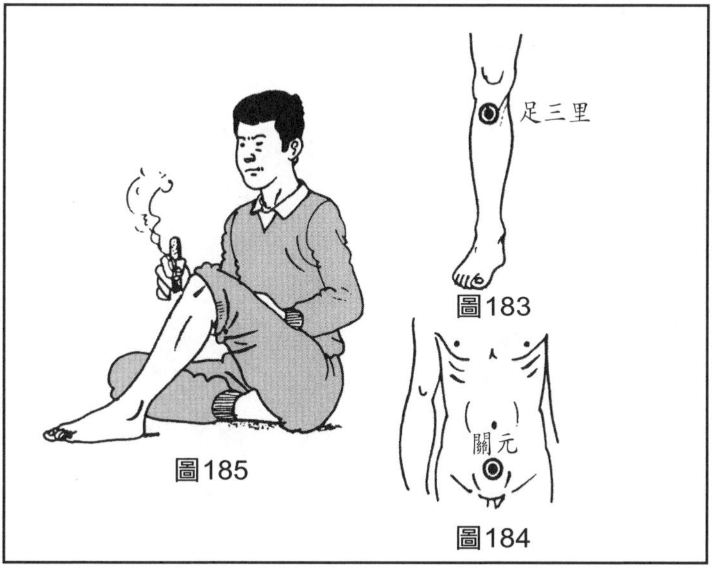

圖183
圖185
圖184

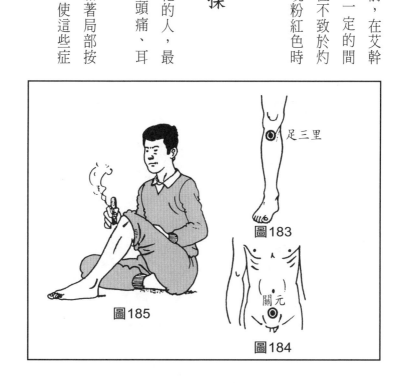

頭功

【如梳頭般的按摩頭部】

①雙手手指張開，拇指與其餘四指相對。指尖用力貼住頭皮，從額頭的髮際往後腦部，如梳頭似地來回按摩，儘量按摩到後頸（圖186）。

②和動作①相同，從額頭髮際開始往側頭部方向，按摩到頸部（圖187）。

【按摩額頭】

①雙手手掌朝下，手指自然地彎曲。拇指頂著「太陽穴」，食指用力貼住額頭，由額頭中央向外側按摩

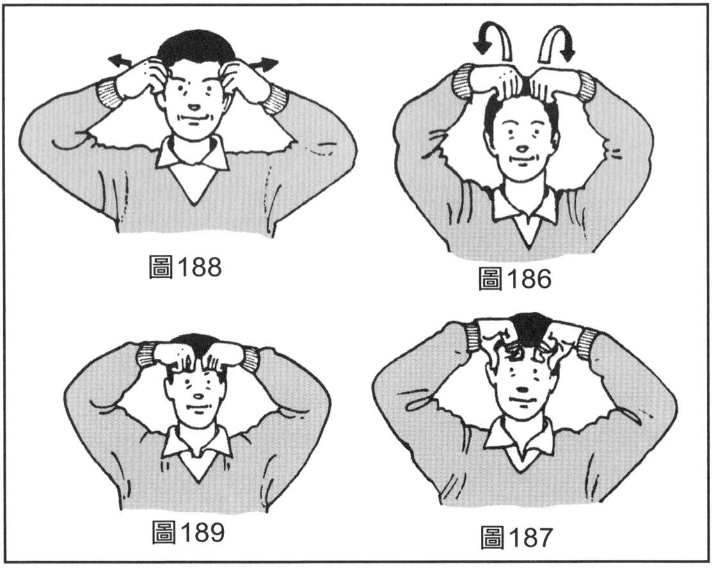

圖188　圖186

圖189　圖187

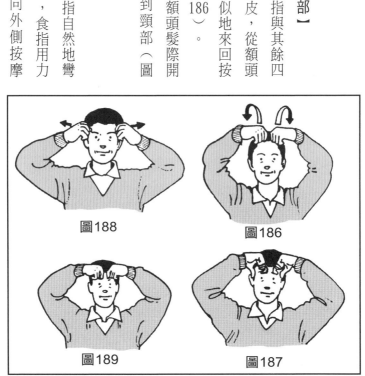

（圖188）。

②拇指的位置和①相同，食指貼在眉上，向外側按摩（圖189）。

【眉根與頭部的按摩】

①雙手手掌朝向臉部，拇指放在「太陽穴」，其餘四指貼在髮際迴轉式地按摩（圖190）。

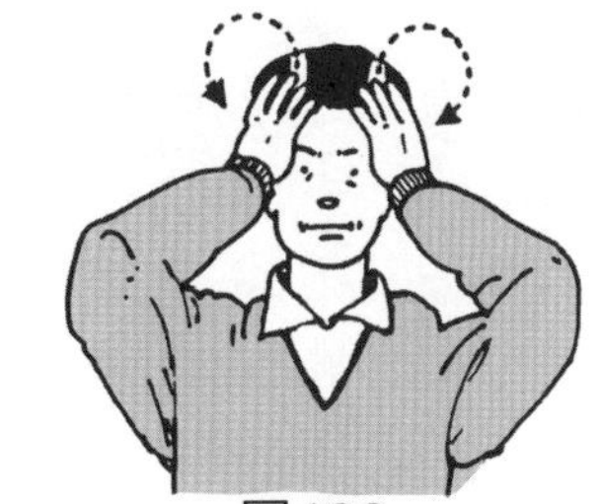
圖190

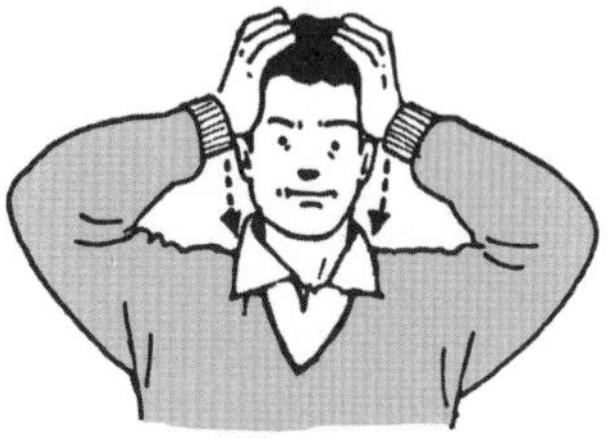
圖191

②雙手手指自然張開，手掌用力貼在頭皮，用力往下揉，對著頭部前方按摩（圖191）。

【後頭部的按摩】

雙手手掌用力貼住耳朵，拇指朝下，其餘四指相對，中指貼住枕骨（後頭部骨頭突出的地方），食指重疊在中指上，一邊用力，一邊往下滑落，敲擊枕骨（圖192、193）。

兩手緊貼住耳朵時，敲打枕骨時一定會聽到「咚」「咚」的聲音。

耳功

【耳朵外側的按摩】

雙手輕握似地，用拇指及食指夾住耳朵上方，往下按摩。拇指在耳朵的後側，食指在前側（圖194）。

【耳穴的按摩】

兩手輕握，用食指裏部在耳朵的凹陷處按摩。方向請參照插圖（圖195、196）。

【降壓溝處的按摩】

雙手輕輕握著，把食指放在耳

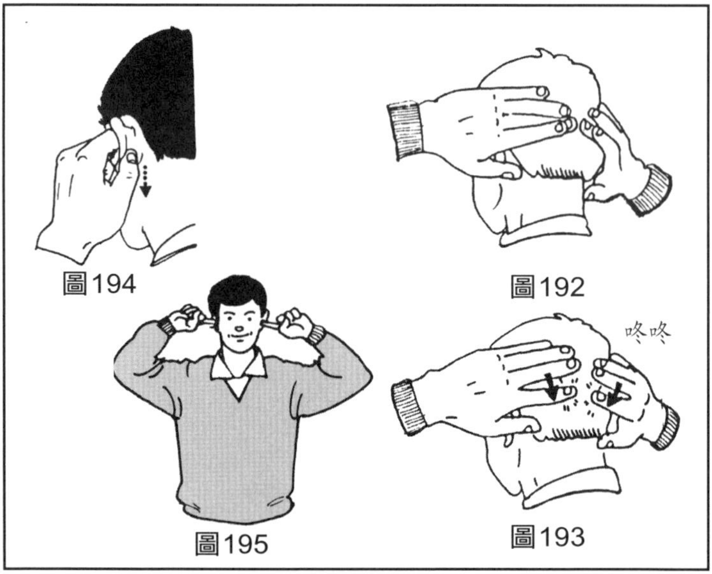

圖192 圖193 圖194 圖195

前，拇指放在耳後的「降壓溝處」附近（耳殼上方三分之一的地方），在上面繞轉式地按摩（圖197）。

對症按摩

【手腕的按摩】

用一隻手的拇指按住另一隻手腕的內關穴（圖198）做指壓，（圖199）同時輕輕揉搓的動作與震動相配合，給它強烈的刺激。交換手來做。

如果想治療心臟緊縮式的疼痛或脈搏不均時，必須要給予更強烈的刺激。

平常的按摩只要按住穴位，左右

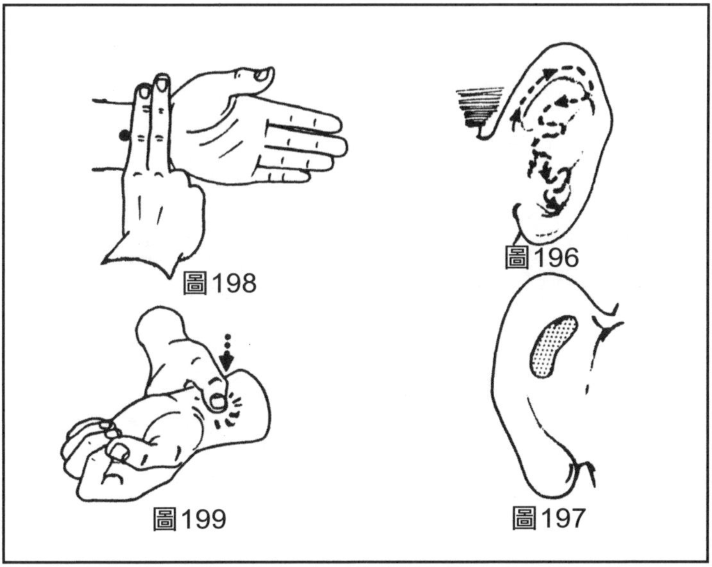

圖196　圖197　圖198　圖199

十次約一分鐘好好地指壓就可以。

【胸部的按摩】

雙手手掌交互地緊貼在胸膛，由上往下按摩（圖200）。如果穿著厚衣做按摩，效果較差。

【心臟的按摩】

用右手手掌（或半開的拳頭）敲擊心臟附近，敲打的力量以自己感覺舒服為準（圖201）。

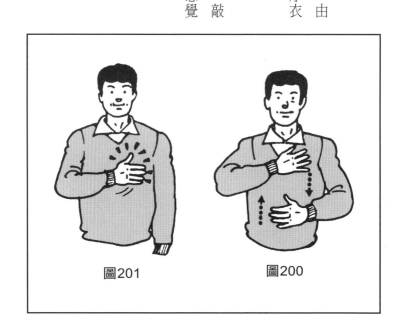

圖201

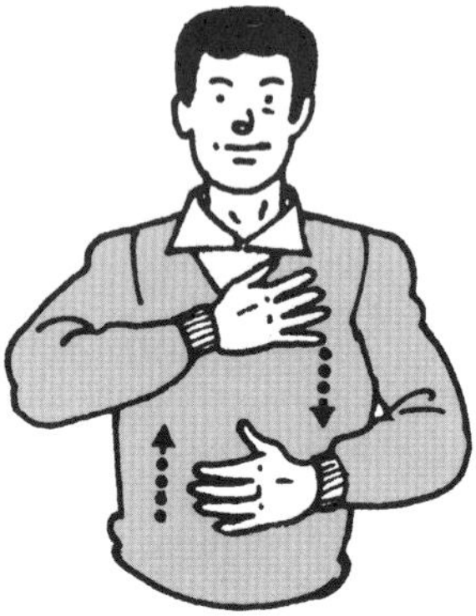

圖200

第四章

飲食療法

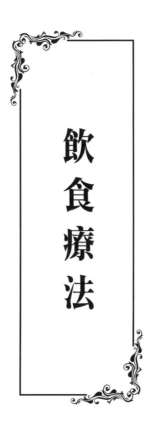

國人疾病的模式已接近歐美各國的型態，以前不太容易罹患的心臟病、乳癌、直腸癌等疾病，正急速的增加中。甚至心臟病現在已不算是老年人的疾病，逐漸地，許多年輕人以及工作旺盛的人，也成了心臟病的患者。

這些疾病自然與日常生活脫不了關係，如今國人的飲食生活一切都追上了歐美的潮流，是否連疾病也要趕上歐美呢？我們似乎應該再一次檢討自己的飲食習慣，把傳統飲食上的優點合併到現在的飲食中，這才不失為做一個現代人的明智之舉。

所謂「飲食療法」，是以我國歷代民間所流傳的許多飲食經驗為基礎，根據中醫學的營養理論，溶入日常的各種飲食當中，以治療疾病、維護健康，延年益壽等為目的，廣為施行的一種健康療法。

一、民間食餌療法——治一般輕病

一般國人都認為小病會自然痊癒，輕病也無須看醫生。那是因為自古以來民間各地簡便的食餌療法相當盛行，而且效果顯著。

對於經常可見的疾病，又容易判斷出病名的，根據它的具體症狀，有各種各樣的食餌療法。對於必須花時間治療的慢性疾病，若以食餌療法及藥物治療兩者併用，效果會更高。

以下即介紹幾個經常碰到的症狀的食餌療法

胃痛

①因冷造成的胃痛

老薑十公克，胡椒十粒磨成粉，一天分二次用清湯服用。

或者大棗仁七個，胡椒四十九粒磨成粉，做成七個藥丸，男性用酒，女性用醋一次服用。

②因胃脹造成的胃痛

荔枝子一百公克，曬乾橘皮十公克磨成粉，一次十公克在飯前用清湯飲用。

或者用糖漬過的夏橘五十公克在水裏煮爛，熬成一茶杯飲用。

③胃酸過多造成的胃痛

每天早上一次，在空腹時用蜂蜜十公克，或者用一個蛋殼以油炒成黃色再磨成粉末，用清湯服用。或服用花生油一小茶匙。

也有人取一條生鯽魚，去其骨及腸，合著薑末一起服用，也可以用老酒服用。

便　秘

①大便乾硬的時候

一次吃香蕉五百公克試試看。

或用黑芝蔴一五〇公克，杏子一百公克，米一五〇公克浸泡在水裏成糊狀，然後煮開加砂糖食用。

②慢性的便秘

把曬乾的韮菜子用油炒過，磨成粉狀，每天三次，一次五公克用清湯服用。

或者早上服用一百公克溫熱的蜂蜜也可以。

③乾躁性的大便時

黑麻五十公克，核桃子一百公克，做成糊狀，每天早上加白開水飲用。或者，每天早上多飲一些鹽水。

④習慣性的便秘

牛乳二五〇公克，蜂蜜一百公克，加一點蔥汁煮過，每天早上服用。

失眠症

輾轉難眠，不容易入睡的時候，用大顆棗子十四個，七根蔥白，加三杯水煮成一杯水的分量，在睡覺前一次飲盡。或者用小麥一百公克，大顆棗子十五個，甘草五公克，四杯水，混合煮成一杯的分量，早晚分二次服用。

夢　遺

經常夢遺又口乾舌燥時，用豬腎一對和核桃仁五十公克煮爛來吃。或者，將蛹十個燒成灰，用清湯一次服用。

性器的萎縮、早洩

男性性器無法勃起、勃起卻不夠硬，或不能持久、有早洩的傾向……有這些症狀的人，取二隻麻雀去其毛及內臟，用花生油炒香，再撒一點鹽粉（生鹽炒過，成粉狀），每天食用二次。

或者煮飯時，放五個麻雀蛋在上面煮熟，去殼食用。

也可用生的大蝦二百公克炸過，韮菜二五〇公克用油炒過，混合著食用。

另外，用小雄雞（約在五百公克以下）去其羽毛及內臟，以酒精成分五十％以上的酒二百公克煮沸後食用。

痔症

內痔或外痔，大便時肛門會覺得疼痛，或者有出血的現象時，用木耳五十公克，白砂糖一百公克加水，煮成一杯的分量服用。

或用樸草茸一百公克，紅砂糖一百公克加水，煮成一杯的分量；或把綠豆二百公克塞在豬腸裏，兩端綁緊，好好煮過；也可將鯽魚一條加上韮菜二百公克煮過服用。

老人的慢性支氣管炎

慢性支氣管炎多發生於四十歲以上的人，患者以男性居多。

做為補助治療的方法，有下面的食餌療法。

①把泡在水裏洗淨的昆布切細，用水燙約三十秒，反覆燙三次，瀝乾水分加白糖混合後每天早晚吃一盤，持續吃一個星期。

②松果一五〇公克用水煎過，去其鹹水，每天二～三次溫熱後服用。

③蘿蔔二五〇公克（切成適當大小），冰糖六十公克，適量的蜂蜜，水一杯，煎成半杯的分量，一邊吃蘿蔔一邊喝湯，每天早晚各一次。

④冬瓜皮和子、麥冬十五公克，用水煎過，每天服用一～二次。

⑤新鮮的百合花二～三朵，洗淨磨碎後，用開水每天服用二次。

二、吃粥可長生不老

中國自古以來，許多養生專家都一再強調，吃粥可以延年益壽，尤其對老年人更具功效。

醫學上也認為，粥最適於空腹時或晚餐食用。

但是，不可食用過量，以免導致胃脹。食用可以稍微出汗的熱粥最好。並且，食用時或食用後應避免吃其他東西，因為這樣會破壞粥的效果。

清朝時有關粥的養生文獻《老老恒言》中的「粥譜」裏，記載著一百種的粥，現就選其中部分精粹為大家介紹。

（①粥的材料②記載的書名③功能）

・**蓮米粥**——①蓮花果②聖惠方③提高氣力、強固意志、強化脾臟。

・**藕粥**——①蓮藕②慈山參入③促進消化。

・**扁豆粥**——①扁豆②延年秘旨③中和胃酸，強化五臟。

・**薑粥**——①生薑②本草綱目③預防身體不適、治療嘔吐。

‧胡桃粥——①胡桃②海上方③肌膚潤滑、髮黑、治腰痛。

‧杏仁粥——①杏仁子的肉②食醫心鏡③治各種痔、止血。

‧芝麻粥——①芝蔴②錦囊秘錄③強化肺與胃、耳清目明。

‧松仁粥——①松仁②綱目方③強化心、肺機能、整腸。

‧菊花粥——①菊花②慈山參入③強肝、解熱止渴。

‧梅花粥——①梅花②慈山參入③解熱作用。

‧佛手柑粥——①佛手柑（柑橘的一種）②宦遊日記③強化胃的機能，止胃痛。

‧百合粥——①百合②綱目方③強化肺機能。

‧薄荷粥——①薄荷②醫餘錄③發汗，促進消化。

‧花椒粥——①花椒②食療本草③治腰痛、腰寒，止腰痛。

‧栗粥——①栗子②綱目方③提高腎、胃機能、使血液活性化。

‧綠豆粥——①綠豆②普濟方③解熱、解毒、預防中暑。

‧鹿尾粥——①鹿尾②慈山參入③增強精力。

・燕窩粥——①燕巢②醫學述③強肺、止咳。
・山藥粥——①山芋②經驗方③止慢性下痢、增強精力。
・茯苓粥——①茯苓②通指方③精神安定、治療濕疹、強化脾臟機能。
・紅豆粥——①紅豆②日用舉要③消腫。
・麵粥——①麵②外台秘要③強化氣力。
・龍眼肉粥——①龍眼肉②慈山參入③強化精神及智能。
・大棗粥——①大棗子②慈山參入③強化脾臟及五臟機能。
・蔗漿粥——①甘庶汁②采珍集③止咳、解熱、去酒毒。
・枸杞子粥——①枸杞②綱目方③預防貧血、強腎。
・柿餅粥——①柿②食療本草③強化脾臟、大腸機能、止血、止咳。
・木耳粥——①木耳②鬼遺方③提高氣力、增強意志。
・小麥粥——①小麥②食醫心鏡③強化肝臟、心臟機能、止汗。
・麥粥——①麥子②綱目方③健胃整腸、去內熱。
・貝母粥——①草笠百合的球根②資生錄③止咳、止血。

- 竹葉粥——①竹葉②奉親養老書③治療眼睛發熱、眼內充血、憂鬱病。
- 牛乳粥——①牛乳②千金翼③防止老化、強化脾臟。
- 鹿肉粥——①鹿肉②慈山參入③養氣力、強化內臟。
- 雞汁粥——①雞汁②食醫心鏡③補身、補血。
- 鴨汁粥——①鴨汁②食醫心鏡③強精、去熱。
- 海參粥——①海參②行廚記要③強胃、增強女性精力。
- 酸棗仁粥——①小粒酸棗仁②經惠方③失眠症。
- 菠菜粥——①菠菜②綱目方③強化內臟機能。
- 鹿腎粥——①鹿腎②日華本草③強壯男性精力。
- 羊腎粥——①羊腎②飲膳正要③防止男性精力衰退。
- 豬肚粥——①豬肚②食醫心鏡③強精。
- 羊肉粥——①①羊肉②飲膳正要③增強男性精力。
- 羊肝粥——①羊肝②多能鄙事③治療近視。
- 麻雀粥——①麻雀②食治通說③增強男性精力。

三、老人專用的食餌療法

食餌療法又叫飲食療法（包括飢餓療法），是選擇食物的品質、成分、分量等，幫助疾病治療。

對於預防老人疾病，扮演極為重要的角色。因為它既簡便又容易施行，且沒有副作用，所以，能夠讓患者接受而普及大眾。

特別是適合身體虛弱、患有慢性疾病、長期服用藥物的老年人。

一般都先從食餌療法著手，如果顯不出效果時，再考慮應用藥餌療法。以下介紹幾種至今仍受大家喜愛的老人食餌療法。

養老益氣方（防止老化、增強氣力）

【材料】

牛乳九公升，畢撥末（中藥）三十公克。

【服用方法】

水五・四公升（三升）和牛乳混合，煎熬至二升，放在磁器瓶內，三餐前，溫熱一小酒杯服用。

也可以用牛乳一百公克加蓽撥末一公克，一起煎熬後服用。

【效用】

使精神安定，養足氣力。因此，對於經常頭暈、氣力不足，或者精神委靡的人非常具有療效。

另外，只喝牛乳的人，或者加許多糖飲用的人，容易造成食慾不振，這時在稀薄的牛乳中加少量的蓽撥可以健胃，尤其適合老年人飲用。

益氣豬腸方（提神）

【材料】

洗淨的豬腸一條，紅蘿蔔十公克，生薑十公克，胡椒七公克（稍微炒過），切好的白蔥七條，糯米五百公克，茯苓（藥草）十公克。

【服用方法】

將右列材料搗成粉末和糯米拌在一起，放進豬腸裏，兩邊縫合後。然後加水九公升在砂鍋內煮。肚子餓時就溫熱吃，或加一小杯酒一起食用。

【效用】

對於老人虛脫症、頭暈耳鳴、食慾不振等症狀具有療效。

百合麵（加百合的小麥麵）

【材料】

百合花與小麥粉。

【服用方法】

適量的百合花曬乾磨成粉末，和小麥粉拌攪做成餅，用菜籽油煎來吃。

【效用】

補給身體營養、提高氣力、補血。

三七汽鍋雞

【材料】

三七（藥草）十公克，雞一隻（去毛、內臟洗淨），適量的生薑，胡椒一公克。

【服用方法】

三七搗成粉末，和胡椒、生薑、雞一起放入特製的陶質蒸氣鍋內，在土鍋上蒸熟。雞蒸熟之後，加鹽食用。

【效用】

增強精力，促進血液循環，可治老人心臟病及血管上的疾病。最好在秋、冬時節食用。

牛肉脯

【材料】

牛肉二・五公斤、胡椒十五公克、畢撥（中藥）十五公克、夏橘皮八公克、砂仁（藥草）八公克、良質的薑八公克、少量蔥、食鹽一百公克。

【服用方法】

將右列的材料磨成細粉末，和著生薑汁與少量蔥汁拌牛肉，再鹽漬。二天後拿出來，用火烤成肉干，想吃的時候就可以食用。

【效用】

強化脾臟及胃。對於老年性的脾臟病、胃弱、食慾不振也有效。

銀耳燉冰糖

【材料】

白銀耳五十公克、冰糖五十公克。

【服用方法】

白銀耳用水煮沸，除去黃色殘根，然後加上碎冰糖及適量的水放進土鍋裏，用小火慢慢煎成糊狀，再移到別的容器裏。每隔三～四天，冷卻或加熱飲用。

【效用】

營養豐富又好吃。

專治老人體弱、氣息微弱、手腳衰弱、老年性的慢性支氣管炎、肺結核、慢性肝炎、肺及心臟的疾病，以及神經衰弱等。

最近傳說木耳有抑制惡性腫瘍及癌症的效用，所以對於癌症的預防與治療，甚至在延年益壽上都具效果。

黨參黃花燉雞（黨參是山西省長子縣特產的紅蘿蔔、黃花是樸樹花）

【材料】

黨參五十公克、黃花五十公克、母雞（去羽毛、內臟，洗淨）切成塊狀、大粒棗子五個、薑五片。

【服用方法】

右列材料放入土鍋內加適量的水，悶煮一段時間後，加上鹽巴與味精等調味料加味，和著湯一起食用。一般是三～五天吃一次，連續吃三～五次之後就應該有顯著的效果。

【效用】

專治老人體弱、久病造成的衰弱症等。

黨參在中醫學上被視為滋養強壯劑，是韓國人參的代用品，根據最近的研究，證明它具有增強免疫能力、抗癌的作用。

黃花也是一種滋養強壯劑，具有增進人體各種機能均衡的作用。

四、大蒜可以防胃癌

根據有關研究報告指出，山東省蒼山和棲霞這二個縣治的胃癌死亡率：蒼山縣每十萬人有三・四五人，棲霞縣每十萬人有四〇・〇三人的高比率，相當於蒼山縣的十二倍。

究竟是什麼原因造成這麼大的差距呢？

調查首先從兩縣的食物，與飲用水中所含硝酸鹽與亞硝酸鹽的含量比較開始。亞硝酸鹽是癌的誘發物質乃眾所周知，硝酸鹽則會因細菌的作用而形成亞硝酸鹽。換言之，食物中硝酸鹽與亞硝酸鹽的含量若是過多，就容易造成胃癌。

但是，調查的結果，兩縣的小麥粉和玉米等食物中的含量幾乎相同，至於井水中亞硝酸鹽的含量，蒼山縣要比棲霞縣高出許多。顯示胃癌發生率較低的蒼山縣居民比棲霞縣的居民，其體內攝取的硝酸鹽或亞硝酸鹽要多得多。

於是，專家採集兩縣居民的胃液來做研究。

結果發現，蒼山縣所攝取的硝酸鹽較高，但是誘發癌細胞物質的亞硝酸鹽，棲霞縣是一・七三ppm，蒼山縣則只有〇・四ppm，很明顯的低出許多，可見胃癌發生率的明顯差距原因就在此。

那麼，是何種原因使得蒼山縣居民胃中的硝酸鹽，不會變化成亞硝酸鹽呢？

調查團發現，以栽培大蒜著名的蒼山縣居民經常食用生蒜。

的確，大蒜有殺菌作用，在胃中能抑制製造亞硝酸鹽的細菌活動，使胃中的亞硝酸鹽減少，藉此也減少誘發胃癌的機會。

為證明這個推論，於是在胃中注射大蒜精十公克，四個半小時後，胃液中的亞硝酸鹽明顯地下降了。由此證明，大蒜確實具有降低胃內亞硝酸鹽含量，抑制癌症發生效能的作用。

五、吃蛇肉延年益壽

中國人有吃蛇肉的習慣，做為冬天的營養補品，廣受大家喜愛。的確，吃蛇肉尤其對老人的身體健康有益，有不少人也在滋養強精酒內浸泡蛇肉。

根據唐代文豪柳宗元的文章《捕蛇者說》上記載，當時荒淫無度的皇帝，為回復衰退的性機能，下令找尋做為高級滋養強精劑的毒蛇「五步蛇」。動員萬人，終於在湖南省零陵縣人煙絕跡的山裏，找到這個寶物。可見五步蛇因其可增強男性精力，提高新陳代謝機能，恢復體力，成為一帖回春劑而受到珍視。

唐玄宗（李隆基）也視五步蛇為「靈藥」相當珍惜它，所以流傳到後世，大家都偏愛五步蛇。

但是，從藥效上來看，各類的毒蛇多少都具有共通的藥效。遍佈在中國及日本的蝮蛇，和五步蛇是類似的毒蛇。

蝮蛇的肉含有豐富的蛋白質與脂肪，蛋白質的含量比典型的高蛋白食品牛肉還多。另外，蝮蛇肉的脂肪含有人體中所需的不飽和脂肪酸、亞油酸等物質，尤其是對動脈硬化有良好預防效果的亞油酸非常多。

而且，根據動物實驗，蝮蛇食品會刺激腦下垂體、性腺、甲狀腺等內分泌器官，把這些器官分泌出的荷爾蒙送到血液中，對於強化某種生理機能與平衡具有特殊的效果。

像這樣，蛇的滋養強精作用，已經在臨床實驗上得到確實的證明。

六、菊水與長壽——水與健康的關係

健康或長壽和水有唇齒相依的關係。

《後漢書》上記載著，在南陽酈縣菊水附近的居民，三十幾代流傳下來的長壽事例。

據該書所言，在酈縣北方八里處有一條清流，兩岸的谷側開滿了甘菊（小菊之一種），花瓣常飄落溪裡，使溪流含有一股芳香菊花味。附近世居三十幾代的人家，飲用、洗滌全利用這條溪流，也許是這個緣故，這裏的人都以長壽聞名。據說長壽的人可活到一二〇～一三〇歲，平均都超過一百歲，如果七十歲左右去世都算早逝。

後代子孫為了治病與長壽，都飲用這條河流的水並且沐浴。因此，從漢代到東晉、北魏，甚至明代的醫者李時珍，都發表許多關於飲用菊水保長壽的文獻。

根據明、清的文獻記載，菊水的遺跡在河南南陽內鄉縣西北五十里處，該地也是唐宋詩人歌詠的名勝，不過，到明、清時代已經面貌全非。某位有識之士在探訪菊潭遺跡的文章中寫道：「菊花影不復見，菊潭有如洗臉盆。」經過二年的歷史，菊水兩岸的自然景觀已被完全破壞了。

依照現代科學的看法，水是維持人體血液循環所必需的物質，不僅可以調節體溫，還具有維持正常滲透壓的機能。

菊水帶來長壽的歷史性事實，顯示不同成分的水會帶給人體生活上不同的影響，也因為如此，古代人才對飲水與菊花、長壽之間的關係那麼敏感。

第五章

藥餌療法

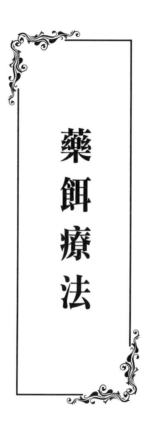

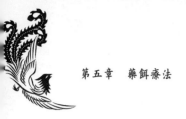

謝靈運《遊蘭亭》詩：「藥餌情所止，衰疾忽在斯。」《宋史・卷三三八・蘇軾傳》：「昌化，故儋耳地，非人所居，藥餌皆無有。」晉葛洪《抱朴子・微旨》：「知草木之方者，則曰惟藥餌可以無窮矣。」宋范仲淹《奏乞在京并諸道醫學教授生徒》：「召京城習醫生徒聽學，並教脈候，及修合藥餌。」

所謂「藥餌療法」，是以中醫學上的藥物學為理論根據，採用各種中藥處方而成。以滋養強壯、延年益壽為主要目的，在民間廣為流行。

一、睡眠的良伴——保健藥用枕

如果一天睡眠時間平均為八個鐘頭，則人生的三分之一都在睡眠中度過。因此，枕頭可說是人生最親近的伴侶之一。

因此，中國自古對枕頭就有多方面的研究，留下許多文獻記載。其中，「藥用枕」稱得上具有維護健康的獨特效用。

所謂藥用枕，是在枕頭裏面裝中藥。藥的成分會刺激皮膚，經由皮膚到達神經、肌肉、關節，甚至味覺及嗅覺器官，具有除病保健康的功用。

藥用枕的種類非常多，而且各具特徵，現介紹幾個較流行的供大家參考。

磁石枕

這是在木頭枕上安裝磁石。根據古書記載：「使用磁石枕，可提高眼睛機能，在夜晚也能看見極細小的文字。」這表示在古時候就已使用磁石療法了。

磁石有促進局部的血液循環，使血流加快，促進新陳代謝，提高抵抗力等等功能。具有補腎益精、平肝潛陽、安神益智的作用。

因此，磁石枕對於高血壓、頭痛、頭暈、神經性頭痛、眼花、視力減退等症狀具有神效。

菊花枕

菊花別名金英、黃華、陶菊等，是菊目菊科多年生草本植物。在中國菊花有著重要的地位，其與梅、蘭、竹合稱四君子。

這是在袋內放入乾燥的菊花而成。明代醫者李時珍在《本草綱目》上記載著：「菊花做枕可使眼清目明。」

菊花有降熱、提高視力的功能，所以菊花枕可治頭痛、感冒、發燒、視力減退、高血壓等症狀。

另外，也有以菊花為主，適量加入綠豆與黑豆皮的藥用枕。這種枕頭對於高血壓、中耳炎、眼疾等造成的頭痛、頭暈、神經衰弱等非常有效。

綠豆枕

綠豆又稱文豆、青小豆，其營養價值和藥用價值都很高，被李時珍讚為「食中佳品」。綠豆中的蛋白質含量很高，也含有較多的賴胺酸的完全蛋白，及豐富的多種維生素如無機鹽。

綠豆性涼、味甘，具有解熱、解毒、止渴、利尿、消腫、健胃等作用，因此，綠豆枕對頭痛、發燒、眼睛充血、喉痛及發炎等症狀具有鎮靜的效果。

明目枕

《本草綱目》卷二十二引《衛生雜興》方名明目枕，用甘菊花、黑豆皮、綠豆皮、決明子、麥殼、桑葉等取適量混合在一起，放進枕頭內而成。

經常使用可以治療眼疾、飛蚊症、眼花、視力減退、眼睛充血、淚眼等毛病及治療頭風。

茶葉枕

茶葉泡飲過曬乾之後，加少許茉莉茶混合攪拌，放進枕頭內而成。

茶葉中含有芳香油、可可鹼、咖啡因、茶鹼、丹寧酸等物質，所以具有降血壓、解熱、解毒、殺菌利尿、提高視力等功效，另外還有充足氣力、回復體力、幫助消化等機能。

因此，茶葉枕可以治高血壓、神經衰弱、頭暈目眩、視力減退、鼻炎、感冒、頭痛、中暑等。

五葉枕

桑葉、竹葉、柳葉、荷葉、柿葉等五種葉子混合摻勻放進枕內而成。

這五種葉子具有解熱、鎮靜等共通的機能。因此，五葉枕對於高血壓頭痛、頭暈、眼睛充血、視力減退、耳朵或喉嚨的腫痛特別有效。

五皮枕

橘子、梨、蘋果、柿子、西瓜等五種水果的表皮，乾燥之後混在一起放入枕頭內，會有一股強烈的水果芳香味。

每個水果所具有的功能如下：

橘子皮——鎮痛、鎮靜、預防感冒。

梨子皮——降肝火、提高肺機能。

蘋果皮——補氣力、降血壓。

柿子皮——解熱、防止焦躁。

西瓜皮——清熱解暑。

因此，五皮枕可以治療神經衰弱、頭痛、頭暈、焦躁、呼吸異常等症狀。

外敷枕

這是將鬱金、薑黃、三棱、丁香、桂枝、肉桂等溫性中藥混裝而成的藥用枕。它不但可以當枕頭，還可放在胃痛、生理痛、疝氣等疼痛的患部以鎮痛，具有消除疾病的效果。

另外，對於肌肉痛、身體衰弱、腰痛等症狀，可以利用何首烏、細辛、桂枝、丁香、三棱、莪朮、松脂、龍腦香等中藥，做藥用枕來治療使用。它具有驅寒、促進血液流通、消炎、止痛的功效。

二、滋養強壯的秘方——何首烏丸

何首烏又名野苗、交藤、夜合、地精、赤葛、九真藤等。為蓼科植物，有雌雄二種，性喜高溫高濕，生長於高海拔一千公尺以上的山麓。何首烏狀如人形，可促進毛髮生長的功效，故稱何首烏。

何首烏味苦、澀、性微溫、無毒。《本草綱目》記載：「宋懷州知州李治，與一武臣同官，奇怪他已七十有餘還很輕健，面如渥丹，食慾旺盛，詢問原因，則是因為服用了何首烏丸，這才傳下此方。」

唐代的《李文公集》裏，對「何首烏」有這樣的記載。

從前，有一位叫何田兒的老人。他患有隱睪症，不過很愛喝酒，五十八歲時的某天晚上，在回家的途中因酩酊大醉而倒臥在荒野中睡著了。當他一覺醒來，看見一對藤蔓糾纏在一起，這對藤蔓糾纏的形狀非常奇妙，因此何田兒把它們從根挖起帶回家去。

某天，村人向何田兒提起：

「你天生沒有子嗣，不過，這對藤蔓讓你這樣的人來喝，也許就是仙丹靈藥啊！」何田兒於是立刻把藤蔓的根磨成粉，混在酒裏飲用。

結果，一個禮拜之後，身體變得輕巧，人也像是年輕了起來。再過數十天，身體內湧起一股力氣，甚至微微感到慾情的激盪。不久就娶妻，在十年內生育了許多孩子。而且據說面頰紅潤、白髮變烏絲、睪丸的疾病也完全痊癒。

後來，何田兒的子孫也服用這個藥草，都有神效，因此命名為「何首烏」，流傳下來。

而中國的古醫書《太平聖惠方》中，對於以何首烏為主要成分的「神驗何首烏丸」，治七十二般風冷，腰腳疼痛、補益下元，黑鬢髮，駐顏容。有以下的紀錄——。

【成分】

何首烏一五〇公克、熟地黃一五〇公克、附子六十公克、牛膝（山莧菜）九十公克、桂心九十公克、油菜三十公克、桑子六十公克、柏核六十公克、五味子三十公克、地骨皮（枸杞的根皮）六十公克、鹿茸六十公克、肉蓯蓉九十公克、無根桂九十公克。

【製法】

將右列各項成份磨成粉末和蜜混合攪拌，做成青桐果實一般大的藥丸。

【用法】

每天空腹時，用鹽湯服用。

【效能】

強精、調理內臟機能、強化筋骨。

何首烏對於防止老衰的神效，早已歷經一千一百多年的歷史，得到證明。根據現代藥理學的研究，它也的確具有減低膽固醇、提高心臟機能，幫助神經活動的效能。

此外，何首烏還可以幫助腸的蠕動，具有通便的作用（便秘乃長壽大敵）。基於這些理由，何首烏丸可說是滋養強壯的保健藥。

三、遠志蜜膏可預防老年昏憒

上了年紀後，不自覺就容易丟三忘四。為避免這種「老年昏憒」的毛病，中國古代的醫者，即致力於研究強化記憶的藥方，對後世貢獻極大。

其中有所謂的「遠志蜜膏」，它可以保持記憶、思考能力，也能預防記憶力減退。

【做法】

一次份量：遠志（中藥）三十～六十公克，用水煎熬三次成濃汁，加入適量的蜂蜜成糊狀。蜂蜜可以緩和遠志的辛辣，增進藥效。

【服用法】

在春分、秋分、冬至、夏至等氣候變化的時候，一天三次，一次服用一小茶匙遠志蜜膏。

遠志是養心安神祛痰、解鬱的中藥。多年生草本植物。莖細、葉子互生，線形，總狀花序，花綠白色，蒴果卵圓形。

所謂「遠志」是指「志可通達遠方」的意思，古人亦因其能強化智能與記憶力，所以命名為「遠志」。

中國最古的藥學專書《神農本草經》中指出：「主咳逆傷中，補不足，除邪氣，利九竅，益智慧，耳目聰明，不忘，強志，倍力。」遠志有助於人體九穴

（耳、眼、口、鼻等）與智能的發達，使耳聰目明，所以被視為養生的高級品。

明代醫者李時珍在《本草綱目》中也記載著，它能使記憶力增強、精力旺盛，並且能治療健忘的毛病。

另外，中國古代的名醫孫思邈也自述說，他所收集整理的健忘症治療藥方中，以遠志最為重要。

這些古代的文獻記載都說明遠志具有強化智能、記憶力的效果。

當然，關於強化智能與記憶力，必須考慮許多廣泛的問題。譬如：天賦的資質、後天的訓練、知識領域、疾病狀況、目前的營養狀態、生活方式、休息習慣、感情與情結，以及其他各種社會或家庭的環境等，多方面的要素都互相影響。

但是，遠志蜜膏的確是一種強化智識與記憶的藥方，對於一定的狀況下，某種特定的人一定有效。

遠志辛辣，也許不符合某些人的口味。不僅是限於老人，如果從年輕時開始服用，對於智能、記憶的增強，很有幫助。

四、傳說的長壽藥——神仙訓老丸

「神仙訓老丸」是攝生保健劑的一種，在宋・陳直原撰，元・鄒鉉續增的《壽親養老新書》中有記載，並且還有一則有趣的傳說。

從前，中國有一位官員。這名官員有次路過終南山麓附近的村莊，看見一年約三十歲的婦女拿著棍子教訓一名七十多歲的老人。

這位官員停住馬車，撥開人群前往一探究竟。結果聽說這個老人是她的兒子，非常的吃驚，於是自己親自問她。她這樣回答：

「我家有一種祖傳的神藥，喝下這神藥可以防止老化。我所以教訓我的兒子，是因為他老是不聽話，從來不喝這個神藥，結果現在頭髮、鬍子都變白，腰背也駝了，我才生氣的。」

原來「年輕婦女」實際已百餘歲，她因長年服用家傳秘方配製的一種藥丸，所以容顏不老。官員聽了這段話嚇一大跳，連忙鞠躬作揖虛心求教。婦女就把這個藥方教給官員。

後來，這名官員就依指示的藥引配方，服用之後，果然長命百歲，氣力倍增，不但牙齒未見脫落，反而白髮變烏黑，臉頰有如嬰兒般的紅潤、年輕。於是，就將這個藥方命名為「訓老丸」。

【訓老丸的成分】

生乾地黃二五〇公克、熟乾地黃二五〇公克、不去核的川椒五百公克、浸酒後磨成粉末的牛膝二五〇公克、生大黑豆一升、雌何首烏五百公克、雄何首烏五百公克、肉蓯蓉二五〇公克、枸杞二五〇公克、藁本五百公克。

【做法】

首先將雌何首烏蒸熟放在戶外晾乾，使其沾九次夜露後和其它材料一起煎，再磨成粉末，加上酒做成小指頭一般大小的藥丸。空腹時，和溫酒一起服用。

【效能】

對內臟和腦具有功效，可以使精神安定，氣力增加。長時間持續服用，會使身體強壯，預防及治療各種老人病，確實達到長壽的效果。

五、烏雞白鳳丸治女性的體弱

「烏雞白鳳丸」是古書《濟陰綱目》中大小烏雞丸的加減方，是烏雞加上人參、木棉鶴、當歸、鹿角膠、醋鱉甲、桑螵蛸、黃耆、地黃等滋養強壯劑，調理做成的混合藥方。

這個藥丸具有補元氣、補血、使身體健康、蓄精、養顏等功效，尤其對於女性的血氣不足、生理不順等毛病更具效果。

同時，這個藥丸由於營養豐富，可幫助滋養強壯，被視為治肝炎等慢性疾病的聖品。甚至目前在香港、東南亞各地，菜單上都有這個藥引，經常添加在美味的鮮魚上，做成滋養的料理。在宴會席上是一道高級的佳餚，當做禮物也深受歡迎。

烏雞白鳳丸在唐代始問世，因專治女性各種疾病效果顯著，就承獻給皇后、貴妃。以後，清朝的御醫整理先人許多臨床經驗，改良其配方，在北京的同仁堂藥舖選用真正的藥材，才流傳到民間各地。

做為這個藥丸主要成分的烏雞，是中國特產的珍禽，全身覆蓋著天鵝般的白毛，耳呈青色，雞冠赤紅，頭頂上彷彿頂著絨球般，皮、骨、肉全都是黑色，原產地是江西省泰和縣武山地區。

六、古代的美顏術

我國古書上對於美容的論述相當多，在此就選其中幾個例子介紹給讀者。

《古今秘苑》是一本年代很久遠的家庭百科式古書，記載著如何使臉頰光滑柔潤的方法。

方法是取三月三日的桃花，混合著七月七日的雞血，塗在臉上，三天後洗淨，會有一副判若兩人的容貌。

此外，還有如下的記載。

金色的酸化鉛五十公克磨成細粉，加蜂蜜或牛奶混合成糊狀蒸過，每天晚上塗在臉上，翌晨洗淨，半個月後，臉部會有如玉鏡般的光亮。

明代《夷門廣讀》一書上記載說，飯後用手按摩臉部，可以使臉部光滑去皺紋。在《古今圖書集成》這本書上則記載，臉上的黑斑可用白蜜加茯苓粉混合塗在臉上，七天後立刻見效。

清代大學者朱彝尊所撰的《食憲鴻秘》是清代重要的飲食文獻，該書對「悅澤玉容丹」有詳細記述。

它的成分是去青色部分，只留下白色部分的水揚枝一百公克、陰乾的桃花瓣二百公克、瓜子肉二五〇公克等混合磨成粉末，然後一天三次，飯後服用。

若欲使臉頰變白，就增加瓜子肉的份量，想使臉頰變得光滑，則增加桃花花瓣服用一個月後，臉部會變得白皙，五個月後手腳就變得白淨。

另外，對於皺紋深、皮膚失去彈性的臉頰，藥草最有功效。

薄荷、茴香、大葉子、加蜜列等各十公克，加熱水二百公克放進鍋內煮沸，冷卻後以紗布過濾，然後塗在臉上，雙眼請緊閉。

經過二十～三十分鐘之後，用溫水洗淨，最後擦上香粉或爽身粉。這個化粧法會增加皮膚的彈性與緊張力，可以預防皺紋，保持永不變形的肌膚之美。

七、奇妙的民間療法

我國自古對於各式各樣的疾病，都有稀奇古怪的民間療法。在此即介紹四個至今仍然流行的獨特治療法。

埋進沙堆的治療法

熱沙療是把人體或患部，甚至全身淹埋在沙裡，利用熱沙的溫熱和按摩作用來治療疾病。

在中國西北部，新疆省的吐魯番地區，有所謂「沙療」的獨特治療法。從關節炎、神經痛、半身不遂的脊椎病到皮膚病，都有療效。尤其對於風濕性關節炎特別有效，據說治癒率高達九十四%以上。

從盛夏的六月到八月，在吐魯番滿是火焰山起伏的砂丘上，到處搭起三角形的帳篷。這是患者的病房，他們在這個奇特的病房裏，接受灼熱太陽的曝曬，用滾燙的黃沙覆蓋患部。據說必須熱度高達八十度的黃砂滲透到皮膚內，才能達到治療的效果。

治療的時候，如果不依方法按順序進行，將會燙傷皮膚而生出許多水泡。而且，在高溫下容易流失大量的汗水，水分的補給必須充足，治療的患者必須不斷地攝取特別調配的飲料及西瓜等水果。

雖然這樣火烤式的天然療法並不好受，但是，卻有它的治療效果，所以，每年有將近一千患者不惜千里迢迢前來吐魯番接受沙療。

沙療是大自然賦予人類的一種奇妙的疾病治療法，它可說是大自然神秘性的表現。大自然既孕育人類，也以各種方法來保護人類。

衣冠療法

將草烏或細辛放在鞋內，走起路來既不累，腳也不會痛；把菊花、薄荷或樟腦放進帽子裏，可去暑熱覺得清涼；麝香放在衣服或帽子裏，可以健腦強身；佩佩戴有芳香開竅的中草藥香囊，不僅能預防感冒、醒脾開胃，還可防蚊蟲叮咬。

這也算是一種民間療法，早在唐代名醫孫思邈的著作《千金方》中就有衣冠療法的記載。

香的治療法

我國自古就有利用焚香治療疾病的方法。

據說名醫華佗用刺繡的緞子做成美麗的香袋，裏頭放置麝香、丁香、檀香，掛在室內，用以治療肺結核或下痢，並用天竺老的香氣來鎮靜、恢復疲勞、促進睡眠等。

近年來，利用香的治療法做為高血壓的輔助治療越來越多。白菊花、艾草、忍冬等各二五〇公克，碎石一二〇公克放進布袋裏做成枕頭，的確具有降血壓的功能。

還有一種源自古印度的瑜伽醫學的淨香療法，是用天然香料藥材淨化身心，香料中最有名的就是沉香。在近代醫學發展中，靜香療法被廣泛接受及使用。

繪畫療法

傳說中國的書法與繪畫具有增進健康的功效。

我國的畫家確實有不少長壽的人，也有很多著名的畫家，到晚年才握筆畫出傳世之作的。譬如，元代的大畫家黃公望，到五十歲才畫出「富春山居圖」那樣的山水畫大作。

繪畫的時候，任何人都是集中精神，拂去雜念，將所有的氣力集中在一定點，所以，應該也算是一種精神療法。

目前，以繪畫做為治療精神方面疾病的醫師大多認為，要讓注意力分散的精神分裂患者來繪畫是不容易的，但是，藉著繪畫奇妙圖形的房子或人物，卻可以讓患者壓抑住的感情得以舒散，而且具有鎮靜其精神活動的功能。

最近流行的「繪圖療癒」圖本，就是讓人腦袋放空，握著筆，一個顏色換過一個顏色，讓豐富的色彩「療癒」心靈。

國家圖書館出版品預行編目資料

動、靜功養生術／林清萬 主編
——初版——臺北市，品冠文化，2016[民105.03]
面；21公分——（壽世養生；26）
ISBN 978-986-5734-44-2（平裝）
1.氣功　2.健康法
413.94　　104029092

動、靜功養生術

主 編 者／林　清　萬
責任編輯／許　根　旺
發 行 人／蔡　孟　甫
出 版 者／品冠文化出版社
社　　址／台北市北投區（石牌）致遠一路2段12巷1號
電　　話／(02) 28233123・28236031・28236033
傳　　真／(02) 28272069
郵政劃撥／19346241
網　　址／www.dah-jaan.com.tw
E-mail／service@dah-jaan.com.tw
登 記 證／北市建一字第227242號
承 印 者／傳興印刷有限公司
裝　　訂／眾友企業公司
排 版 者／千兵企業有限公司
初版1刷／2016年（民105年）03 月

定　價／220元

大展好書　好書大展
品嘗好書　冠群可期

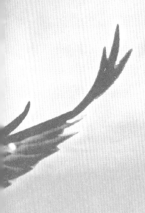

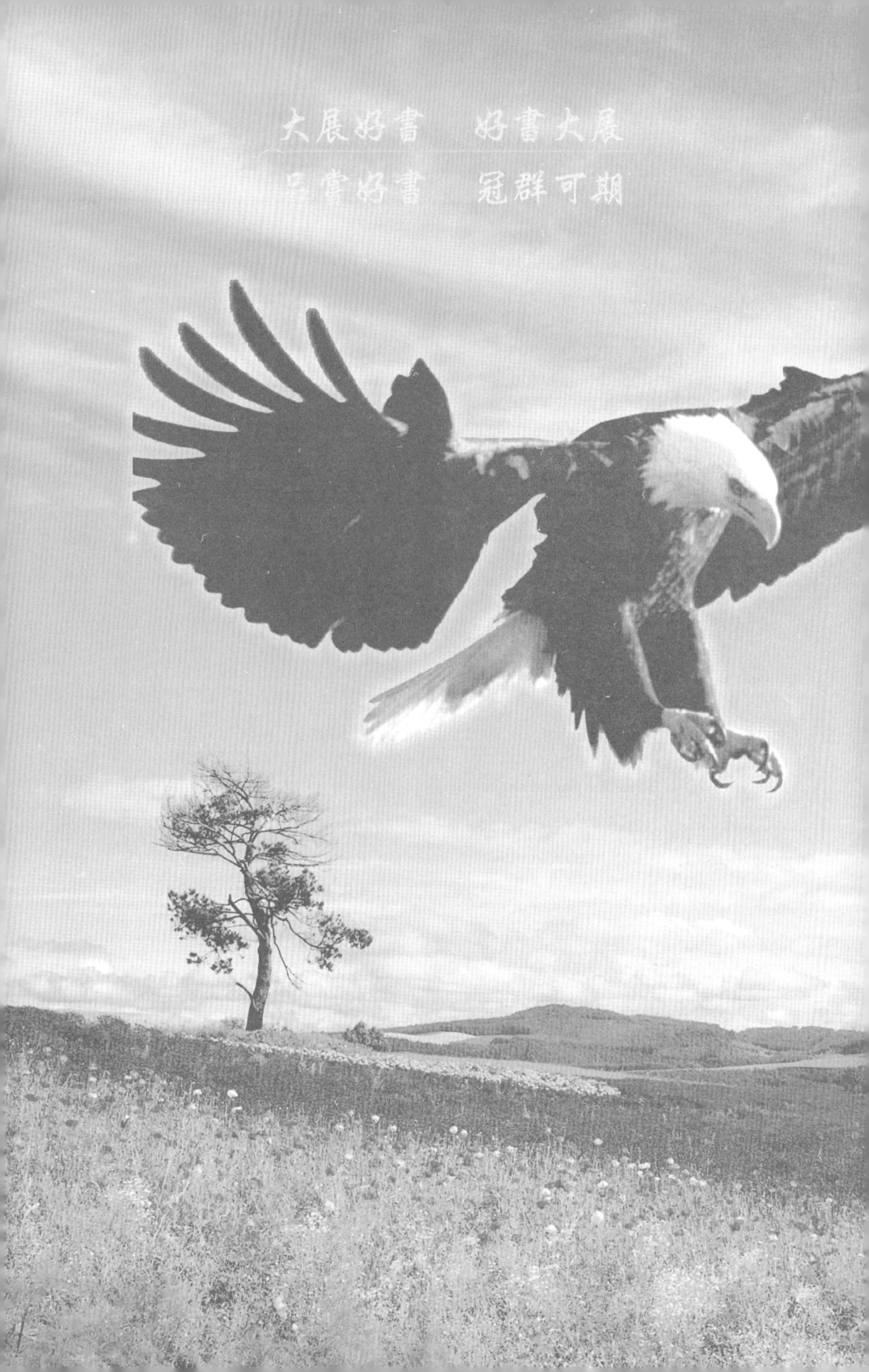
大展好書 好書大展
品嘗好書 冠群可期